● 中华医学会临床药学分会组织编写

中国临床药学
发展报告

名誉主编　阚全程
主　　编　赵　杰　张幸国
副主编　童荣生　张　玉　刘皋林　陈　孝

U0211071

ZHEJIANG UNIVERSITY PRESS
浙江大学出版社
·杭州·

图书在版编目(CIP)数据

中国临床药学发展报告 / 赵杰,张幸国主编. —杭州:浙江大学出版社,2023.5
ISBN 978-7-308-22677-6

Ⅰ.①中··· Ⅱ.①赵··· ②张··· Ⅲ.①临床药学—研究报告—中国 Ⅳ.①R97

中国版本图书馆 CIP 数据核字(2022)第 091516 号

中国临床药学发展报告

名誉主编	阙全程	
主　编	赵　杰　　张幸国	

责任编辑	伍秀芳(wxfwt@zju.edu.cn)
责任校对	林汉枫
封面设计	BBL 品牌实验室
出版发行	浙江大学出版社
	(杭州市天目山路 148 号　邮政编码 310007)
	(网址:http://www.zjupress.com)
排　版	浙江时代出版服务有限公司
印　刷	杭州杭新印务有限公司
开　本	710mm×1000mm　1/16
印　张	10.25
字　数	148 千
版 印 次	2023 年 5 月第 1 版　2023 年 5 月第 1 次印刷
书　号	ISBN 978-7-308-22677-6
定　价	78.00 元

《中国临床药学发展报告》
编 委 会

序 一

　　人民健康是中国式现代化的应有之义。党的二十大对新时代新征程上推进"健康中国"建设作出新的战略部署，赋予新的任务使命，提出"把保障人民健康放在优先发展的战略位置，完善人民健康促进政策"。在以中国式现代化全面推进中华民族伟大复兴的进程中，发展卫生健康事业始终处于基础性地位，而药物治疗是临床诊疗的重要手段，加强临床用药管理、提高合理用药水平，既是医疗质量监管的关键环节，也是保障人民健康的客观需要，用药安全事关民生福祉。

　　近年来，临床药学在我国临床合理用药管理，不断规范临床用药行为，维护人民群众健康权益，实现用药安全、有效、经济、适宜等方面发挥了重要作用。此外，在医药创新的大国战略上，临床药学也不断推陈出新，焕发新动能，快速响应并服务医院高质量发展和人民全周期健康管理。鉴于近年来临床药学建设体系逐步成熟，2015年正式将临床药学作为独立学科入榜复旦版医院排行榜。值得一提的是，中华医学会临床药学分会组织编写出版的《中国临床药学发展报告》一书，对我国临床药学的发展历程从政策法规、临床实践、人才培养、科学研究与学术交流，以及学科建设等各个方面做了详细的总结，在分析现状的基础上提出了前瞻性的思考和发展路径，凝聚了临床药学权威专家的集体智慧，也体现了一代一代的临床药学人在传承中创新、在创新中发展的精神风貌,可为我们临床药学人的工作开展提供更加精准的指引,从而为推动我国合理用药的民生事业发展和医药创新的大国战略推进做出新的更大贡献。

立足新发展阶段、贯彻新发展理念、融入新发展格局。当前,医疗机构已经由传统的卫生健康保障发展成为卫生健康领域中集基础研究、临床研究、产业转化为一体的集结地。与此同时,医疗机构的临床药学学科也被赋予更多的工作内涵及责任,学科、人才、国际化等都有要求,这既是挑战,也是机遇,更是磨砺我们临床药学人的"试金石"。在此,我殷切希望我们的临床药学人能够继往开来,以服务人民健康为己任,锐意进取、攻坚克难,以更加扎实的工作、更加务实的作风,有力推进我国卫生健康事业向更高质量、更有效率、更加公平、更可持续、更为安全的方向发展,续写临床药学高质量发展新华章。

复旦大学医院管理研究所　所长

序 二

随着"全面推进健康中国建设"列入到我国国民经济和社会发展第十四个五年规划及 2035 年远景目标中,深化医药卫生体制改革、健全全民医保制度作为"健康中国"建设国家战略的主要内容,也促使"医疗、医保、医药"的改革联动。以合理用药为核心的临床药学工作,作为医药结合的桥梁,已经逐渐成为保障公立医院高质量发展的重要组成部分。

我国临床药学从 20 世纪 60 年代提出至今,近 60 年的发展实践证明,人民不断增长的健康服务需求促使临床药学这一关注合理用药科学和实践的学科成为现代医院药学的核心,并能够为患者、医护人员及公众提供优质、安全、有效、经济、适宜的药学服务。临床药学的发展促进了一系列新学科如临床药物治疗学、药动学、药物经济学、药物基因组学、循证药学等的产生与发展,而这些新学科的研究方法、思路也进一步推动了临床药学的完善。目前,中国临床药学教育逐渐成为我国药学教育的主要发展方向,虽然还存在着学校教育、继续教育和规范化培训教育之间的衔接问题,以及需要进一步同质化、规范化的问题,但是我国的临床药师队伍正在逐步扩大。临床药学作为一门发展迅速的新兴学科,其长足进步还是需要从以上临床药学服务、研究和教育的三个维度全面进行。自 2010 年临床药学被列入国家临床重点专科建设项目,2011 年中华医学会临床药学分会成立，以及 2015 年临床药学进入复旦版医院学科排行榜，我国临床药学的学科地位逐渐加强，临床药学事业无疑又迎来了一个新的春天。随着 2022 年党的二十大胜利召开，未来五年成为全面建设社会主义现代化国家开局起步的关键时期，临床药学作为医药联动的纽带，被赋予了更多的责任使命，既要发挥医疗保障功能，为人民的健康保驾护航，更要在医药创新的大国战略中主动担当，不忘初心，聚智赋能，在新征程上奋力谱写临床药学发展的现代化篇章，为全面建设社会主义现代化国家做出积极贡献。

迄今，中华医学会临床药学分会成立已走过十二载春华秋实，以赵杰教授、张幸国教授为代表的药学专家，组织学会的专家学者，共同编写了《中国临床药学发展报告》，对中国临床药学的发展历程、存在问题及未来展望进行了认真的梳理。很多编者不仅是临床药学学科的顶级专家，而且是为中国临床药学事业发展呕心沥血、奔走呼唤的贡献者。《中国临床药学发展报告》的出版，一定会为新时期我国临床药学事业的传承与创新发展吹响冲锋号。

中华医学会临床药学分会　前任主委

河南省政协人口资源环境委员会　主任

前　言

　　健康是促进人类全面发展的必然要求。提高人民健康水平,实现病有所医是人类社会的共同追求。《"健康中国2030"规划纲要》提出了"健康中国"建设的宏伟蓝图和行动纲领,而党的二十大报告指出,要积极推进"健康中国"建设,把保障人民健康放在优先发展的战略位置。

　　临床药学作为以患者为服务对象,以提高临床用药质量为目的,以药物与机体相互作用为核心,研究和实践药物临床合理应用方法的综合性应用技术学科,经过几十年的探索与实践,获得了长足的发展,在推动我国医疗卫生事业发展中发挥了积极的作用。目前,我国临床药学学科的建设在快速发展的同时,更需要统一认识。为贯彻落实党的二十大精神,助力"健康中国"建设,中华医学会临床药学分会通过对我国药学的发展历程进行全面回顾与总结,结合国内外临床药学发展趋势,深度剖析当前我国临床药学发展存在的问题,并提出未来临床药学发展路径,以期为我国临床药学实现可持续健康发展提供借鉴与思考。

　　全书分为五章。第一章为临床药学概述,主要介绍临床药学的基本概念、研究内容及其与其他学科的关系;第二章为我国临床药学发展历程,主要从政策法规、临床实践、人才培养、科学研究与学术交流,以及学科建设五个方面介绍我国临床药学的发展历程;第三章为我国临床药学发展现状,介绍了中华医学会临床药学分会组织架构和学术交流活动、临床药学学历教育与临床药师规范化培训、药学服务、药学科研;第四章为我国临床药学发展趋势,阐述了药学服务转型、临床药学服务内涵建设、临床药学理论、技术发展趋势;第五章结语,对我国临床药学发展情况进行了总结和展望。本书可为临床药学相关专业的从业人员以及其他医务工作人员提供数据参考和指引,以期凝心聚力,为我国新时期临床药学事业的发展增添新动力、开创新局面,为牢筑中国式现代化健康之基添砖加瓦。

本书的出版得到了中华医学会的大力支持,在此表示衷心的感谢。同时还要感谢各位编委在本书编写过程中的辛勤付出和贡献的集体智慧。另外,本书在编写与审稿过程中,得到了中华医学会临床药学分会各委员所在医疗机构以及浙江省医学会的鼎力支持,还吸纳了众多临床药学领域专家的宝贵意见,并引用了一系列权威文献资料,在此一并致以诚挚谢意。

限于编者水平,内容难免存在疏忽或纰漏,欢迎广大读者批评指正并及时反馈,以便再版时补充修订,更臻完善。

目　录

第一章

临床药学概述

临床药学（clinical pharmacy）一词于 20 世纪 50 年代中期在美国提出，当时一批医院药师基于临床药物治疗中不断出现的药害事件，如二磺二乙基锡事件导致 270 人中毒、110 人死亡，磺胺酏剂事件造成多名儿童肾功能衰竭致死等，特别是 1956 年"反应停事件"后，提出药师必须走出药房，参与药物治疗过程，以提高临床用药的有效性与安全性。因此，临床药学这样一门针对临床安全、有效用药的应用科学应运而生。

本章主要介绍临床药学的基本概念、研究内容及其与其他学科的关系，以便理清临床药学学科的定义、内涵及工作脉络，明晰亟待解决的问题，客观公正地评价现状，更加理性地展望未来。

第一节　临床药学的概念

临床药学是指药学与临床相结合，直接面向患者，以患者为中心，研究与实践临床药物治疗，提高药物治疗水平的综合性应用学科。临床药学是现代药学与临床医学的融合，更加注重药物临床应用实践。临床药师深入临床，运用药学专业知识和技能，协助临床医师优选治疗药物，制订个体化给药方案，并监测患者的药物治疗全过程，从而提高药物治疗水平，最大限度地发挥药物的临床疗效，减少药物不良事件的发生。其主要服务对象是患者,主要研究内容是如何安全、有效、经济地用药。"在患者身边开展药学工作"成为对临床药学最简单的字面理解。

临床药学作为研究合理用药与实践的一门科学,是药学学科的重要分支,其现阶段的发展目标主要包括以下方面:①加入临床治疗团队,为医师提供药物信息,为护士提供最优的执行医嘱及给药方案;②为患者制订个体化给药方案,解决药物治疗中的问题并提供全程药学服务;③对患者及社会公众进行药物知识的科普宣传和教育,提高全民的用药安全观;④收集药物不良反应和不良事件信息;⑤给予药物利用和临床评价。

第二节　临床药学的研究内容

临床药学以患者为对象,研究药物及其剂型、剂量与病体相互作用和应用规律,旨在用客观科学的指标指导患者合理用药。具体内容如下:①为患者提供药物治疗管理(medication therapy management,MTM)服务,包括药物治疗评估(medication therapy review,MTR)、个人用药记录(personal medication record,PMR)、药物治疗计划(medication-related action plan,MAP)等;②开展治疗药物监测(therapeutic drug monitoring,TDM)和药物相关的基因检测,为临床合理用药提供实验依据;③监测药物不良反应(adverse drug reaction,ADR),为临床安全用药提供依据;④参与药物配伍及药物相互作用研究,为临床安全用药提供实验依据及保障;⑤参与重点人群健康服务,为慢性病全程防治提供健康指导和综合干预;⑥开展循证药学研究,为临床用药方案及指南或专家共识的制订和药物选择提供证据;⑦收集最新药物信息,为临床合理用药提供咨询;⑧参与新药的临床试验及开发研究,为新药注册和临床应用提供依据;⑨药物利用及药物经济学研究;⑩药物过量及中毒的诊断、治疗和预后研究;⑪适合临床应用的药物新制剂、新剂型的开发研究。

第三节　临床药学与其他学科的关系

一、临床药学与临床药学学科

临床药学是药学与医学结合的产物,涉及社会学、法学、心理学、经济学等多个学科,内涵丰富、涉及面广,是一门综合性很强的应用科学。

临床药学学科是临床药学建设的综合体系,包含学科带头人、人才队伍、科学研究平台与研究能力、教育与人才培养能力等,是以患者为中心,以合理用药为目标,以临床药学研究为手段,以解决临床用药问题为目的,临床药学实践、教育及科学研究协调发展的综合体系。

自 2010 年临床药学被列入国家临床重点专科建设项目,临床药学学科的地位开始确立。2011 年中华医学会临床药学分会成立,2015 年临床药学正式被列入复旦版医院学科排行榜,这进一步确定了学科的地位,极大地推进了学科的发展。

二、临床药学与传统药学

临床药学的产生和发展得益于药学学科的发展,而临床药学又是对药学学科体系的完善,扩大了药学学科的视野,拓展了学科研究领域,从而影响药学学科发展思路与研究思路,促进药学学科的整体发展。

临床药学的基础是药学相关学科,对药物的深刻认识需要通过药学基础学科的研究来完成,没有系统的药学理论就没有临床药学。传统药学研究药物分子结构、理化性质、药物剂型、药品质量控制方法、药物作用机制、构-效关系、量-效关系等。临床药学重点关注药物在临床上的合理使用,以提高药物治疗水平为学科的宗旨,改变药学以药为本的传统观念,侧重于以患者为中心,倡导与临床医学、护理学等学科共同承担为患者健康服务的责任。

临床药学关注药物应用结果,关注提高药物治疗水平,对传统药学学科进行新的阐释,其发展可以进一步促进药学相关学科的进步,与药学相关学科紧密联系,互相支持,互为促进。

三、临床药学与临床药理学

在我国,临床药学和临床药理学均是随着医药科学的发展而兴起的新兴学科,它们各自有特定的内容和实践范围,又互相交叉。

临床药理学是研究药物和人体间相互作用及其规律的科学,是药理学联系临床医学的桥梁,是药理学与临床医学结合的产物,也是药理学研究的最后综合阶段。临床药理学通过运用药理学的基本理论和方法及生物医学知识,研究药物在人体内的作用规律,进而阐明药动学、药效学、药物不良反应及相互作用,从而为新药、新剂型的有效性与安全性评价提供科学依据,为科学用药提供指导。其基础是临床药效学、临床药动学及毒理学,并通过临床试验评价新药的疗效与毒性,故仍属药理学范畴。

临床药学是以患者为对象,研究合理、有效与安全地使用药物的科学,是现代药学与临床医学相结合的产物。它利用多学科的理论和成果,包括物理学、化学、药物化学、生物化学、生物药剂学、临床药理学、临床基础医学和治疗学,结合患者的具体情况,研究合理应用药物的方法,以达到安全、有效的用药目的。以合理用药为中心的临床药学内容较为广泛,包括处方的适宜性分析,基于 TDM 和基因检测的个体化给药方案制订,药品临床综合评价,基于临床需求的创新制剂研制等。临床药学也是将临床药理学、药剂学的理论落实到剂型设计中以提高药品质量的一种科学实践,对提高用药水平和医疗质量具有十分重要的意义。

临床药学与临床药理学既互相渗透,又存在差别,差别在于临床药学是针对临床已经使用的药品,在个体患者的具体应用中实现个体化用药,以提高用药方法水平为主要目的,其对象是患者;而临床药理学研究的主要目的是评价新药,对象是群体健康人和患者。

四、临床药学与临床医学

临床药学关注药物应用结果,临床药师参与药物临床应用过程,促进药学与临床医学的紧密结合。

临床药学以提高临床药物治疗水平为学科宗旨,对疾病的认识是学科的重要基础。临床药师通过学习医学相关课程,了解人体生理结构与功能、疾病病理和病因知识,通过临床实践培养临床药学思维、疾病处置技能等。无论是临床药学的理论体系构建,还是临床药学的研究与实践,都与临床医学紧密相关;而临床药学的学科发展和临床实践又可以解决临床各种用药问题,改善医疗团队知识结构,提高医疗服务的整体水平。

临床药学使药学与临床医学的结合更紧密,通过学科的深度融合,在生命科学领域产生新的视点、新的思路、新的方法,促进对生命奥秘的探索。

五、临床药学与社会科学

人既有生物属性,又有社会属性。人的社会属性决定了临床药学与社会科学间的密切关系。临床药学和药学服务独立性的增加是医药科学技术高度发展和社会分工细化的结果,但在相关实践中存在风险预防与控制的不确定性,需要包括法学、伦理学、心理学等社会科学的系统化应对及支撑,因此,法学、伦理学、心理学等社会科学是临床药学知识体系中的重要组成部分,法律素质、道德素质和交流沟通能力是临床药师的必备素质,为临床药师解决职业活动中的法律、伦理、道德及心理问题提供基础的思路和方法。

第二章

临床药学的发展历程

　　临床药学的概念于 20 世纪 50 年代首次在美国提出,医院药师走出药房,面向患者直接参与临床药物治疗,协同医师鉴别、遴选适宜的治疗药物,提升药物治疗水平,保障患者用药安全。60 年代,临床药学在英国、法国、瑞典等国家逐渐兴起;70 年代,日本、新加坡及我国台湾地区也开始开展临床药学工作。

　　我国的临床药学工作从 20 世纪 60 年代开始萌芽,在约 60 年的发展过程中,专家们对临床药学的认识不断提高与统一,并不断调整临床药学发展方向,逐步建立和完善临床药学学科建设的理念。本章主要从政策法规、临床实践、人才培养、科学研究与学术交流,以及学科建设五个方面介绍我国临床药学的发展历程,总结经验,展望未来。

第一节　政策法规

　　学习和贯彻国家有关政策法规,对促进临床药学学科发展具有重要意义。我国在加速推进法治建设的背景下,制定相关政策法规,创造适合临床药学发展的政策法规环境,有利于推动临床药学学科的建设和发展,为全国医疗机构临床药学服务的开展提供必要的政策法规保障。

　　本节基于我国已经制定的相关政策法规文件,梳理对临床药学发展有重要影响的政策法规文件，并对相关条文进行简要介绍，如表 2-1 所示。相关政策法规文件详见附录。

1981 年，卫生部颁布的《医院药剂工作条例》首次在法规中提出"积极创造条件开展临床药学研究"，从国家层面认可临床药学作为药学发展的新领域，并应当作为医院药学部门的研究方向。次年颁布的《全国医院工作条例》将临床药学纳入医院药剂科发展方向，合理用药被首次纳入药剂工作内容，标志着临床药学的作用受到更广泛的理解和认可。

1989 年，《医院药剂管理办法》（简称《办法》）发布，规定临床药学不仅是研究领域，而且与调剂、药库、制剂等部门共同被列为医院药剂科的基础部门之一。同时，个体化给药也首次被作为临床药学与临床医学的合作方向，合理用药被提升为临床药学工作的中心，临床药学的工作内容须围绕这一中心进行。该《办法》的出台使得临床药学得到广泛研究和不断发展。

2002 年，《医疗机构药事管理暂行规定》（简称《暂行规定》）颁布。《暂行规定》对临床药学的内容进行详细的阐述，首次提出建立临床药师制，明确临床药师准入的基本要求，并规范性界定临床药师的工作内容和工作方法，临床药师正式成为区别于普通医院药师的一份职业。《暂行规定》也第一次提出药学部要建立以患者为中心的药学管理工作模式，表明以人为本的健康政策已经深入人心，这为未来的医疗体制改革奠定了基础。

2008 年，《卫生部办公厅关于加强肝素钠注射剂临床使用管理的通知》将临床药师作为指导肝素钠注射剂正确使用的用药教育者。同年发布《卫生部办公厅关于进一步加强抗菌药物临床应用管理的通知》，明确临床药师在指导合理用药和加强抗菌药物管理中的作用。

2010 年，《二、三级综合医院药学部门基本标准（试行）》对二、三级医院临床药学的人员配备、分区布局、设备设施等提出明确的要求，使之成为二、三级综合医院开展临床药学工作的硬性规定。该规定是在临床药学学科建设及人才培养初步完善的条件下颁布的，由此表明临床药学学科的初步成熟，更标志着临床药学在医院发展建设中发挥着举足轻重的作用。

表 2-1　我国临床药学相关法规文件（具体见附录）及分类描述

编号	法规名称	发文单位	发布时间	目前状态	类别	分类描述							
						队伍建设	临床药师制	临床药学教学	药学应用研究	查房会诊	治疗药物监测	用药咨询	信息系统支持
1	医院药剂工作条例	卫生部	1981 年 4 月	失效	法规	—	—	—	简略	—	—	—	—
2	全国医院工作条例	卫生部	1982 年 1 月	有效	法规	—	—	—	简略	—	—	—	—
3	医院药剂管理办法	卫生部	1989 年 3 月	有效	法规	提及	—	—	详细	—	提及	—	—
4	医疗机构药事管理暂行规定	卫生部、国家中医药管理局	2002 年 5 月	失效	法规	提及	详细	—	详细	详细	详细	详细	—
5	关于印发《护理、药学和医学相关类高等教育改革和发展规划》的通知	卫生部	2004 年 5 月	有效	法规	提及	—	—	—	—	—	—	—
6	卫生部办公厅关于开展临床药师培训试点工作的通知	卫生部办公厅	2005 年 11 月	有效	文件	详细	详细	—	—	—	—	—	—
7	医院感染管理办法	卫生部医政司	2006 年 6 月	有效	法规	提及	—	—	—	—	—	—	—
8	卫生部医政司关于开展临床药师制试点工作的通知	卫生部医政司	2007 年 12 月	有效	文件	提及	详细	—	—	—	—	—	—
9	卫生部办公厅关于加强肝素钠注射剂临床使用管理的通知	卫生部办公厅	2008 年 4 月	有效	文件	—	—	—	—	—	—	提及	—
10	卫生部办公厅关于进一步加强抗菌药物临床应用管理的通知	卫生部	2008 年 4 月	有效	文件	—	—	提及	—	—	提及	—	—

续表

编号	法规名称	发文单位	发布时间	目前状态	类别	队伍建设	临床药师制	临床药学教学	药学应用研究	查房会诊	治疗药物监测	用药咨询	信息系统统一支持
11	二、三级综合医院药学部门基本标准（试行）	卫生部	2010年12月	有效	法规	详细	提及	提及	提及	—	—	—	提及
12	卫生事业发展"十二五"规划	国务院	2012年10月	有效	文件	—	提及	—	提及	—	提及	—	—
13	医疗机构药事管理规定	卫生部、国家中医药管理局、总后勤部卫生部	2011年1月	有效	法规	详细	详细	提及	提及	—	—	—	—
14	抗菌药物临床应用管理办法	卫生部	2012年5月	有效	法规	—	简略	—	—	—	简略	—	—
15	医疗质量管理办法	国家卫计生委	2016年9月	有效	法规	提及	提及	提及	提及	提及	提及	提及	—
16	国家卫生计生委办公厅关于进一步加强抗菌药物临床应用管理遏制细菌耐药的通知	国家卫生计生委办公厅	2017年2月	有效	文件	提及	提及	—	—	—	—	—	—
17	关于加强药事管理转变药学服务模式的通知	国家卫生计生委办公厅、国家中医药管理局办公室	2017年7月	有效	文件	详细	详细	提及	—	详细	详细	详细	—
18	三级妇产医院医疗服务能力指南（2017年版）	国家卫生计生委办公厅、国家中医药管理局办公室	2017年7月	有效	文件	提及	—	提及	提及	提及	提及	提及	—
19	进一步改善医疗服务行动计划（2018—2020）	国家卫生健康委员会办公厅	2018年1月	有效	文件	提及	—	—	—	—	—	详细	提及

续表

编号	法规名称	发文单位	发布时间	目前状态	类别	分类描述							
						队伍建设	临床药师制	临床药学教学	药学应用研究	查房会诊	治疗药物监测	用药咨询	信息系统支持
20	全国医院信息化建设标准与规范（试行）	国家卫生健康委员会办公厅	2018年4月	有效	法规	—	—	—	—	—	—	—	详细
21	医疗机构处方审核规范	国家卫生健康委员会办公厅、国家中医药管理局办公室、中央军委后勤保障部办公厅	2018年7月	有效	法规	—	—	提及	—	提及	—	—	详细
22	关于深入开展"互联网＋医疗健康""便民惠民活动的通知	国家卫生健康委员会办公厅、国家中医药管理局办公室	2018年7月	有效	文件	提及	—	—	—	—	—	简略	简略
23	国务院办公厅关于改革完善医疗卫生行业综合监管制度的指导意见	国务院办公厅	2018年7月	有效	文件	提及	提及	—	—	—	—	—	—
24	新型抗肿瘤药物临床应用指导原则（2018年版）	国家卫生健康委员会办公厅	2018年9月	有效	文件	提及	—	—	—	简略	简略	简略	—
25	关于加快药学服务高质量发展的意见	国家卫生健康委员会办公厅、国家中医药管理局办公室	2018年11月	有效	文件	详细	提及	—	—	提及	监测	详细	详细

续表

编号	法规名称	发文单位	发布时间	目前状态	类别	分类描述							
						队伍建设	临床药师制	临床药学教学	药学应用研究	查房会诊	治疗药物监测	用药咨询	信息系统支持
26	关于进一步加强公立医疗机构基本药物配备使用管理的通知	国家卫生健康委员会办公厅，国家中医药管理局办公室	2019年1月	有效	文件	—	—	提及	—	提及	—	—	提及
27	国家卫生健康委办公厅关于做好国家组织药品集中采购中选药品临床配备使用工作的通知	国家卫生健康委员会办公厅	2019年1月	有效	文件	—	提及	—	—	—	—	—	—
28	国家卫生健康委办公厅关于持续做好抗菌药物临床应用管理工作的通知	国家卫生健康委员会办公厅	2019年3月	有效	文件	提及	—	—	—	提及	提及	提及	—
29	国家卫生健康委办公厅关于进一步加强医疗机构感染预防与控制工作的通知	国家卫生健康委员会办公厅	2019年5月	有效	文件	—	—	—	—	提及	提及	提及	—
30	国家卫生健康委办公厅关于做好医疗机构合理用药考核工作的通知	国家卫生健康委员会办公厅	2019年12月	有效	文件	—	—	—	—	—	—	—	简略

续表

编号	法规名称	发文单位	发布时间	目前状态	类别	队伍建设	临床药师制	临床药学教学	药学应用研究	查房会诊	治疗药物监测	用药咨询	信息系统支持
									分类描述				
31	关于印发加强医疗机构药事管理促进合理用药的意见的通知	国家卫生健康委、教育部、财政部、人力资源社会保障部、国家医保局、国家药监局	2020年2月	有效	文件	提及	—	提及	提及	提及	提及	提及	—
32	国家卫生健康委办公厅关于持续做好抗菌药物临床应用管理工作的通知	国家卫生健康委办公厅	2020年7月	有效	文件	提及	—	—	提及	提及	提及	—	—
33	抗肿瘤药物临床应用管理办法（试行）	国家卫生健康委员会	2020年12月	有效	文件	提及	—	—	提及	提及	提及	提及	—
34	国家卫生健康委关于进一步加强微生物药物管理遏制耐药工作的通知	国家卫生健康委员会	2021年4	有效	文件	提及	—	—	提及	提及	提及	提及	—
35	国务院办公厅关于推动公立医院高质量发展的意见	国务院办公厅	2021年5月	有效	文件	—	—	—	—	—	提及	提及	—
36	国家卫生健康委办公厅关于规范开展药品临床综合评价工作的通知	国家卫生健康委办公厅	2021年7	有效	文件	提及	—	—	提及	—	提及	—	提及

续表

编号	法规名称	发文单位	发布时间	目前状态	类别	队伍建设	临床药师制	临床药学教学	药学应用研究	分类描述 查房会诊	治疗药物监测	用药咨询	信息系统支持
37	国家卫生健康委办公厅关于印发医疗机构药学门诊服务规范等5项规范的通知	国家卫生健康委	2021年10月	有效	规范	提及	—	提及	提及	—	—	提及	提及
38	国家卫生健康委办公厅关于印发新型抗肿瘤药物临床应用指导原则（2021年版）的通知	国家卫生健康委办公厅	2021年12月	有效	文件	—	—	—	提及	—	—	—	—
39	关于进一步加强用药安全管理提升合理用药水平的通知	国家卫生健康委、国家中医药管理局	2022年7月	有效	文件	提及	提及	—	提及	—	提及	提及	提及
40	国家卫生健康委关于发《三级医院评审标准（2022年版）》及其实施细则的通知	国家卫生健康委	2022年12月	有效	文件	提及	提及	—	提及	—	提及	提及	—
41	国家卫生健康委办公厅关于印发新型抗肿瘤药物临床应用指导原则（2022年版）的通知	国家卫生健康委办公厅	2022年12月	有效	文件	—	提及	—	提及	—	—	—	—

2011 年,《医疗机构药事管理规定》颁布,该规定对临床药学和临床药师进行法规上的定义,并把临床药学作为医疗机构药事管理的基础;进一步明确了临床药学的研究方向,二、三级医院临床药师的配备数量,临床药师的准入要求等重要问题。同时,该规定对临床药学的描述是建立在近 30 年临床药学发展基础之上的,是临床药学发展的高度总结。

2012 年,《抗菌药物临床应用管理办法》为我国临床抗菌药物合理使用提供制度保障,是我国医疗机构抗菌药物合理使用的纲领性文件。该文件将临床药师作为抗菌药物临床应用管理工作的参与者,要求二级以上医院配备相应专业临床药师,对医疗机构抗菌药物的临床应用提供技术支持。针对我国医疗机构普遍存在临床药师相对缺乏的情况,该办法对临床药师专业人才培养提出要求。

2017 年 3 月 5 日,李克强总理在第十二届全国人民代表大会第五次会议政府工作报告中明确提出,"全面推开公立医院综合改革,全部取消药品加成,协调推进医疗价格、人事薪酬、药品流通、医保支付方式等改革"。医改的迅速推进,全面取消药品加成政策的实施,使 2017 年成为各大医院药学部的转型年。2017 年 2 月发布的《国家卫生计生委办公厅关于进一步加强抗菌药物临床应用管理遏制细菌耐药的通知》,将临床药学学科建设与感染科、临床微生物室共同作为感染性疾病诊疗体系中不可缺少的部分。7 月,国家卫生计生委办公厅与国家中医药管理局办公室联合发布《关于加强药事管理转变药学服务模式的通知》,将临床药学队伍建设作为药学服务模式转变的重要部分,为药学部门的转型提供政策指导。

2018 年 1 月,《进一步改善医疗服务行动计划(2018—2020)》提出,要"以签约服务为依托,拓展药学服务新领域",要求临床药师利用信息化手段为患者提供合理用药指导,通过现场指导或者远程方式为基层医疗机构医务人员提供用药指导,指引短期内临床药学服务的新方法、新领域,极大促进临床药学服务向慢性病延伸和药学服务下沉。2018 年 7 月,《医疗机构处方审核规范》对处方审核的基本要求、审核依据和流程、审核内容、审核质量管理、培训等做出规定,并明确药师是处方审核工作的第一责任人。

通过规范处方审核行为,一方面提高处方审核的质量和效率,促进临床合理用药;另一方面体现药师专业技术价值,转变药学服务模式,为患者提供更加优质、人性化的药学技术服务。2018年11月,为进一步明确新时期药学服务的发展方向,不断满足人民群众的健康需求,国家卫生健康委员会和国家中医药管理局联合下发《关于加快药学服务高质量发展的意见》(简称《意见》)。《意见》从五个方面提出要求,以促进药学服务的高质量发展:一是进一步提高对药学服务重要性的认识;二是推进分级诊疗建设,构建上下贯通的药学服务体系;三是加快药学服务转型,提供高质量药学服务;四是加强药师队伍建设,充分调动药师队伍积极性;五是积极推进"互联网+药学服务"健康发展。

2019年12月,《国家卫生健康委办公厅关于做好医疗机构合理用药考核工作的通知》要求医疗机构提高对合理用药考核工作重要性的认识,明确合理用药考核范围和内容,做好合理用药考核工作的组织实施,加强考核结果运用。临床药学合理用药考核的重点内容,至少应包括抗菌药物、抗肿瘤药物、重点监控药物的使用和管理情况。

2021年10月13日,为贯彻落实《关于加强医疗机构药事管理促进合理用药的意见》(国卫医发〔2020〕2号),进一步规范发展药学服务,提升药学服务水平,促进合理用药,国家卫生健康委组织制定了医疗机构药学门诊服务规范等5项规范。5项规范包括:医疗机构药学门诊服务规范、医疗机构药物重整服务规范、医疗机构用药教育服务规范、医疗机构药学监护服务规范和居家药学服务规范。该5项规范立足于规范服务行为、保障服务质量,分别给出了不同药学服务的定义,明确了适用医疗机构的范围,规定了提供相应药学服务应当符合的基本要求,以及服务对象、工作内容、质量管理与评价改进等。

我国临床药学法规政策的推进是循序渐进的,从临床药学作为发展方向的提出,到临床药学内涵的不断丰富及外延的逐渐扩大,是随着临床药学研究不断深化的过程,同时各项政策的制定又为临床药学的发展提供依据和导向,促进药事服务转型和临床药学的发展。有关临床药师权利和义务等的政策法规,以及医疗机构科学合理的临床药学服务规范仍亟待建立、补充和完善,从而引导临床药学工作走向制度化、体系化、规范化、合理化。

第二节　临床实践

我国医院药学经历了四个主要的发展时期。①20 世纪 70 年代前,是以药品调配为主要工作内容的阶段。这一阶段药学工作的中心工作是保障药品供应。②70 年代,是以制剂业务为主的阶段。医院制剂品种从数十种到数百种,剂型涵盖外用、内服、注射剂乃至大输液,从西药制剂到中药制剂,以满足临床需求。③80 年代,是临床药学发展的初级阶段。药师开始更多地参与临床实践,开展治疗药物监测、药物情报咨询、药品不良反应监测与报告,参与临床药物治疗、协助医师选用药物、制订合理用药方案等,临床药学逐渐成为医院药学工作的重心,但临床药学工作关注和研究的重点依然是药物本身。④90 年代以后,医院制剂规模不断缩小,医疗体制变化促进药学服务意识增强,医院药学工作重心也随之从"药物"转移到"患者",工作模式从传统的"供应保障为主"向"技术服务为主"转变。临床药学学科开展临床实践工作主要在后两个发展时期。

一、临床药学发展初期

(一)临床药学概念的引入与建立

我国临床药学工作从 20 世纪 60 年代开始萌芽。1963 年,在制订国家科技十二年规划有关药剂学课题时曾列入临床药剂学内容。1964 年,汪国芬等在全国药剂学研究工作经验交流会上提出开展临床药学工作的建议,并在上海第一医学院(现复旦大学医学院)附属华山医院建立药剂学应用实验室,开始从事临床药剂学研究。在中国药学会上海分会 1978 年学术年会上,上海医院药学界前辈汪国芬、张楠森、钱漪、沈百余、杨毓英发表题为"临床药学前瞻"的专题报告,介绍国外临床药学开展情况,建议在我国建立临床药学学科。1979 年,陈兰英等第一批医院药学工作者到美国访问,带回临床药学理念。1980 年 3 月,南京药学院(现中国药科大学)著名的药学教育家刘国杰教授在《药学通报》上发表论文"国外临床药学的发展和临床药师的培养",首次明确提出改革药学教育与培养临床药师的建议。同年 5 月,刘国杰教授等首次举办"全国临床药学研究班",为期 3 个月,学员回医院后不同程度地开展临床药学工作。同年,四川医学院药学系(现四川大学华西药学院)开始举办"临床药学进修班",此后持续举办 20 余期,对我国临床药学发展做出了积极贡献。1984 年,山东医学院药学系(现山东大学药学院)举办山东省首届临床药学学习班(学制半年,共举办两期)。同年,北京协和医院承办卫生部"第一届全国临床药学学习班"(1 年学制),连续办班 5 期,每期学习班均邀请 4～5 位美国临床药师授课 4 周,将主要教材内容编写成《疾病的临床药物治疗》并于 1987 年出版,为全国开展临床药学工作引入理念和方法,培训了一支临床药学的种子队伍,成为中国临床药学发展的重要里程碑。

(二)临床药师下临床及临床药学试点

在卫生部发布《医院药剂工作条例》《全国医院工作条例》等相关文件的背景下,20 世纪 80 年代涌现出我国第一批开展临床药学临床实践的单位和个人。湖南省湘潭市中心医院在 1983 年成立临床药学室,并把药师深入病房作为工作重点,其参与临床实践模式虽与现在实施的临床药师工作模式不同,但湘潭市中心医院药剂科和药师们率先开展药师下临床、参与临床用药是十分有意义的尝试。北京军区总医院药剂科黄祥主任药师是我国医院药师中率先坚持临床实践的活动者,自 1980 年 8 月开始从事临床实践,在临床用药指导中发挥作用,受到临床高度认可。1989 年,北京药学会组建"药师深入临床专业组",组织开展专题讲座、经验交流、现场观摩、药历分析和专题调研等临床药学学术活动。

1981 年,卫生部批准安徽省人民医院、北京协和医院、广东省人民医院、哈尔滨医科大学附属第二医院、河南省人民医院、黑龙江省人民医院、湖北省人民医院、上海中山医院、上海华山医院、中国人民解放军总医院、中南大学湘雅医院、中南大学湘雅二医院等 12 家医院作为全国临床药学工作的试点单位。1990 年,卫生部与世界卫生组织联合在哈尔滨医科大学附属第二医院召开全国临床药学学习班及临床药学试点单位经验交流会,12 家首批全国临床药学工作的试点单位到会进行学习和经验交流。1992 年,北京医院、广州市红十字会医院、江苏省人民医院、南京军区总医院等 4 家医院新增为全国临床药学试点单位,开展临床药学实践工作。

（三）药物不良反应监测与实践

20 世纪 60 年代,药物不良反应和药源性疾病的发生率不断升高,这引起了各国医药卫生界和公众的关注。1968 年,世界卫生组织开始实行"国际药品不良反应监测报告制度"。上海医科大学(后与复旦大学合并)药学院临床药理学家王永铭教授,将在澳大利亚学习的药物不良反应理论与监测方法和药物流行病学研究引入我国,并于 1984 年 5 月率先在上海医科大学附属华山医院、儿科医院、眼耳鼻喉科医院,以及上海华东医院、静安区中心医院、虹口区中心医院等 9 家医院开展药物不良反应监测与实践。他还建议在我国建立"药物不良反应监测报告中心"。在上海市卫生局、上海药学会边友珍秘书长等的支持下,上海市药学会、医学会、护理学会于 1985 年 5 月联合召开"上海市医院药物不良反应监察专题研讨会"。上海华东医院做了对老年患者药物不良反应的流行病学的调查报告,上海眼耳鼻喉科医院做了 73 例庆大霉素致聋患儿的回顾性流行病学调查报告。这在医药卫生界引起了很大震动,媒体也对其进行了相关报道。王永铭教授在上海开展的药物不良反应监测探索,引起时任卫生部部长陈敏章的重视。1985 年 8 月,陈部长亲自写信给王永铭教授,对药物不良反应监测工作给予肯定、鼓励与支持。北京军区总医院孙定人主任药师在 20 世纪 70 年代后期开始从事药物不良反应的研究,收集、整理了国内外有关药物不良反应方面的文献、资料以及国内杂志所报道的药物不良反应等信息,并进行了较为全面、系统的分析,与王士凡等编译出版《药物不良反应》,受到医疗机构药师、医师的好评。从 20 世纪 80 年代开始,北京的程经华和上海的王大猷两位主任始终在一线从事药物不良反应监测的实践与研究,并介绍、推广从国外学习来的有关药物不良反应监测、评价、报告等方法学,这对我国药物不良反应监测工作的发展起到了积极的作用。

(四)治疗药物监测与实践

我国治疗药物监测(TDM)工作起步于 20 世纪 80 年代。南京军区总医院陈刚教授在 20 世纪 80 年代初开始开展 TDM 的研究,并于 1984 年在南京举办全军"药动学培训班",每期 3 个月,连续举办了 2 期;从 1985 年起改为全国"药动学培训班",至 1986 年止,共办了 8 期,每期培训 7 天,宣传介绍 TDM 的理论与实践方法,为全国各大医院培养了一批研究与实践药动学方面的骨干。1988 年,陈刚教授主编出版《治疗药物监测的理论与实践》,在其有生之年,建立约 50 种药品的 TDM 监测方法,开展监测药品品种达 20 余个,并研究开发 3 个 TDM 试剂盒。陈刚教授从理论到实践为我国 TDM 的建立与开展起到了引领作用。之后,各省也陆续举办学习班,介绍和传递 TDM 的概念与方法,使得一些医院药学部门的 TDM 工作得以相继开展。

(五)药学情报与药物信息咨询

随着临床药学的引入与开展,1981 年,上海华山医院、北京协和医院和解放军总医院在国内率先建立药学资料室。全国各大医院也先后开始建立情报资料室,订阅杂志,购买有关药学书籍,收集、整理、分析与药品应用有关的资料和不良反应信息,提供药学情报与药物信息咨询服务,编辑出版《药物通讯》《医院药讯》《临床药学情报资料选编》等内部刊物。湖南省在 1982 年年底成立湖南省信息情报资料中心和湖南省临床药学实验中心,分别设于湖南医科大学(现为中南大学湘雅医学院)附属第一医院药剂科和附属第二医院药剂科。

二、以药学服务为主的时期

(一)以患者为中心的药学服务

20 余年来,随着我国医疗卫生体制改革的深入和临床药学的发展,以患者为中心的药学服务逐渐成为现代医院药学关注的重点,其内容包括用药前的宣传、教育,用药过程中的监护和指导,及用药后的监测与评价等。其特点包括:①广泛性,即任何药物、任何治疗过程、任何时间、任何地方都可以进行药学服务;②服务内容由单纯的治疗到预防、保健、康复、治疗;③服务模式,不再等患者上门,而是走出医院、走进社区、走入家庭;④服务对象,由患者扩大到公众。

(二)临床药师制的建立与发展

随着改革开放政策的深化,政府对医院药学部门和药师职责不断进行调整与重新定位,这充分体现在相应的制度规范和法规上,为临床药师制的推行做思想与组织准备。1999 年,《医院药师规范化培训大纲》首次提出要"培训临床药师";2002 年,《医疗机构药事管理暂行规定》明确提出医疗机构要实行临床药师制,药师要参与临床用药,促进药物合理使用,进一步确定了医院药学和药师工作的定位,为我国临床药学持续推进奠定了基础。

(三)临床药学重点专科建设

2010 年,卫生部启动临床药学国家临床重点专科建设项目,遴选出首批 5 家国家临床药学重点专科建设单位;此后于 2013 年启动第二轮申报工作,增加 12 家医院为国家临床药学重点建设单位;2015 年增加 4 家部队医院的临床药学重点建设单位。与此同时,各省、市也相继开展临床药学(省、市)重点专科建设项目,全国各级医疗机构学科建设工作得以持续推进。

第三节　人才培养

建设一支具有系统临床药学知识结构和实践能力的人才队伍,是临床药学可持续发展的前提条件,而人才培养取决于教育体系的构建和完善。我国临床药学人才培养教育体系至少包括学校(学历)教育和临床药师培训(岗位培训和继续教育),其中院校(学历)教育是人才培养的基础,临床药师培训是临床药学人才由学生向临床实现岗位转变的重要手段。

一、临床药学学历教育

1987 年,经卫生部同意、国家教委批准,华西医科大学(现四川大学华西医学中心)率先在我国设立临床药学专业,并于 1989 年开始招生。这是我国开办的第一个 5 年制临床药学本科专业。1993 年,大连医科大学设立 5 年制临床药学本科专业。1996 年,湖北省咸宁医学院开始招收 5 年制临床药学专业学生。1998 年,我国药学专业设置调整,华西医科大学等的临床药学专业被并入大药学专业,临床药学成为后期分流的一个方向,临床药学教育的发展一度进入停滞阶段。2000 年以后,随着临床药学事业的发展,及其对临床药学人才需求的增加,各种形式的临床药学教育又逐渐发展起来。2005 年,卫生部制定《护理、药学和医学相关类高等教育改革和发展规划》,在本科及高职高专教育专业指南,将临床药学专业作为本科专业的专业培养目标和业务培养要求进行详细的解释,自此临床药学本科教育进入新的阶段。2006 年,教育部批准中国药科大学独立招收 5 年制临床药学专业本科生。2012 年 9 月,教育部正式颁布实施的《普通高等院校本科专业目录(2012 年)》,将 5 年制临床药学专业作为国家特设专业和国家控制布点专业列入。同时从 2002 年起,教育部批准部分院校在药学一级学科中自主设立临床药学二级学科,设立临床药学硕士点和博士点。其中,北京大学于 2001 年设立 6 年制本硕连读临床药学专业,山东大学从 2003 年开始在 7 年制本硕连读临床医学专业中设立临床药学方向,它们是国内最早开设长学制临床药学教育的高校代表。2017 年,全国药学专业学位研究生教育指导委员会评选出中山大学附属第一医院临床药学专业学位研究生培养示范基地、山东大学临床药学专业学位研究生培养示范基地等 10 家单位,作为全国药学专业学位研究生培养示范基地,促进全国临床药学硕士专业学位研究生培养质量提高。2019 年,教育部药学类高等学校教学指导委员会临床药学专委会成立。截止目前,全国共有

57 家高校设置了临床药学专业,约占所有药学类办学点 6%;在教育部第四轮药学专业评估 B＋级以上院校中,有 47% 获批临床药学本科(5 年);在 985 院校中,有 3 所(北京大学、复旦大学、山东大学)开设了 4＋2、4＋3、4＋4(博士)临床药学研究生教育。

二、临床药师规范化培训

20 世纪 70 年代,我国部分医院和药学院开展临床药学的研究和培训。1980 年,四川医学院药学系(现四川大学华西药学院)开办"临床药学进修班",开展临床药学的宣传和教育工作,随后北京、上海、江苏、湖南、湖北、山东等多地开始举办临床药学培训班,为促进临床药学工作培养了一大批专业人才。1993 年,卫生部在上海医科大学药学院(现复旦大学药学院)建立临床药学培训中心,面向全国培养临床药学人才。1998 年 4—6 月,广东省药学会组织全省 30 名药师到上海医科大学药学院进行为期 3 个月的临床药学培训,为日后广东省临床药学的发展奠定了基础。2006 年,卫生部首次委托中南大学湘雅医学院许树梧、李焕德等专家命题,并组织部分省市临床药师职称考试试点工作,进而向全国推广。目前卫生系列药学职称统考已经分为医院药学和临床药学两部分,为临床药师的职业准入打下基础。

2005 年 11 月,以《医疗机构药事管理暂行规定》为依据,以建立临床药学本科培养方案为契机,卫生部办公厅颁布《卫生部办公厅关于开展临床药师培训试点工作的通知》与《临床药师培训试点工作方案》,遴选并批准 19 家医院作为第一批"临床药师培训试点基地"(表 2-2),此后规模逐渐扩大。截至 2020 年 3 月,共批准 262 家医院为"临床药师培训试点基地",共培养临床药师 14498 名,师资 2071 名。2017 年,中华医学会临床药学分会开展临床药师培训,遴选首批 36 家临床药师师资培训中心(表 2-3)、74 家临床药师学员培训中心及 43 家学员培训中心候选单位,并组织编写出版《全国临床药师规范化培训系列教材》(图 2-1)。截至 2021 年 5 月,共培养临床药师 594 名,师资 518 名。临床药师培训的试点是临床药师继续教育的重要组成部分,是实施临床药师制的初步探索。临床药师培训试点工作不仅使临床药学的工作得到广泛推广,而且使得临床药师的影响逐渐扩大,临床药师的工作模式更加规范。

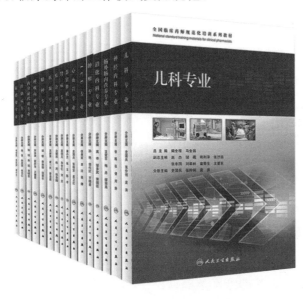

ICU专业
肠外肠内营养专业
传染病专业
儿科专业
呼吸内科专业
精神专业
抗感染专业
抗凝专业
内分泌代谢专业
器官移植专业
神经内科专业
肾病专业
消化内科专业
心血管专业
肿瘤专业
综合技能

图 2-1　全国临床药师规范化培训系列教材

表 2-2　第一批卫生部临床药师培训试点基地

序号	所在地区	单位名称	培训方向
1	北京	北京积水潭医院	骨科
2	北京	首都医科大学宣武医院	ICU、神经内科
3	上海	上海交通大学医学院附属瑞金医院	器官移植、抗感染
4	上海	上海交通大学医学院附属仁济医院	心血管
5	上海	上海交通大学医学院附属新华医院	血液化疗、抗感染、小儿用药
6	上海	复旦大学附属中山医院	心血管、呼吸、消化
7	天津	天津市第一中心医院	呼吸
8	天津	天津市肿瘤医院	肿瘤化疗
9	浙江	浙江大学医学院附属邵逸夫医院	ICU、肿瘤化疗
10	浙江	浙江大学附属第一医院	ICU、肾脏内科、肿瘤
11	山东	山东大学齐鲁医院	肿瘤化疗、心血管、抗感染
12	山东	山东千佛山医院	ICU、心血管

序号	所在地区	单位名称	培训方向
13	山东	山东省立医院	抗感染、心血管、肿瘤化疗
14	四川	华西医院	抗感染
15	湖南	中南大学湘雅二院	心血管、内分泌、抗感染
16	广东	南方医科大学南方医院	心血管、呼吸、血液
17	北京	北京军区总医院	抗感染
18	上海	第二军医大学长海医院	消化、呼吸
19	四川	成都军区总院	抗感染、呼吸、肿瘤化疗、心脏内科

说明:①每个带教组由1位主管以上药师与1位副主任以上医师组成;②每个带教组负责带教2名学员。

表 2-3　首批中华医学会临床药学分会临床药师师资培训中心

序号	所在地区	单位名称	中心主任
1	安徽	安徽医科大学第一附属医院	许杜鹃
2	安徽	合肥市第一人民医院	范鲁雁
3	重庆	第三军医大学第一附属医院	夏培元
4	甘肃	兰州大学第一医院	武新安
5	广东	南方医科大学南方医院	刘世霆
6	广东	中山大学附属第一医院	陈 孝
7	贵州	贵州医科大学附属医院	郑志昌
8	海南	海南医学院第一附属医院	任少琳
9	河北	河北省人民医院	齐晓勇
10	河北	河北医科大学第二医院	张志清
11	河南	河南省人民医院	秦玉花
12	河南	郑州大学第一附属医院	张晓坚
13	黑龙江	哈尔滨医科大学附属第二医院	杜智敏
14	黑龙江	哈尔滨医科大学附属第一医院	海 鑫
15	黑龙江	哈尔滨医科大学附属肿瘤医院	董 梅
16	湖北	华中科技大学同济医学院附属同济医院	杜 光
17	湖北	华中科技大学同济医学院附属协和医院	师少军
18	湖南	中南大学湘雅二医院	向大雄
19	湖南	中南大学湘雅三医院	左笑丛
20	吉林	吉林大学第一医院	宋燕青
21	吉林	吉林大学临床医学院第三医院	刘玉梅

序号	所在地区	单位名称	中心主任
22	江苏	南京大学医学院附属鼓楼医院	葛卫红
23	江西	南昌大学第二附属医院	熊爱珍
24	江西	南昌大学第一附属医院	魏筱华
25	辽宁	中国医科大学附属盛京医院	菅凌燕
26	山东	济宁市第一人民医院	郭玉金
27	山东	山东大学齐鲁医院	郭 嫒
28	山西	山西医科大学第二医院	侯锐钢
29	陕西	第四军医大学西京医院	文爱东
30	上海	上海交通大学附属第一人民医院	范国荣
31	上海	上海交通大学医学院附属瑞金医院	杨婉花
32	上海	上海交通大学医学院附属新华医院	张 健
33	四川	四川省人民医院	童荣生
34	云南	云南省第一人民医院	曹 玮
35	浙江	浙江大学医学院附属第一医院	赵青威
36	浙江	浙江省人民医院	方晴霞

三、"全国优秀临床药师"评选

自 2013 年起,中华医学会临床药学分会开展"全国优秀临床药师"评选活动。以中华医学会临床药学分会委员推荐或申报者自荐的形式,申报者上报自己个人基本信息,阐述特色临床药学服务工作业绩,展示在临床药学服务过程中获得的科研课题、发表的学术论文、撰写的专著、获得的专利及相关科技成果奖励;委员会组织专家在网上进行第一轮评审,遴选 30 位临床药师进入第二轮现场答辩;专家根据答辩者的现场汇报和临床药学知识技能的现场考核,综合两轮考核评审分数,确定 20 位药师为"全国优秀临床药师"人选、10 位药师为"优秀临床药师提名奖"人选。2013—2019 年,全国各级医疗机构已有 143 位药师获得"全国优秀临床药师"称号,79 位药师获得"优秀临床药师提名奖"。这些获奖者已经成为我国临床药学服务实践、临床药学教学与科研的中坚力量(表 2-4)。

表 2-4　历年全国优秀临床药师获奖名单

序号	2013 年	2014 年	2015 年
1	包立道　内蒙古医科大学附属医院	安琪　郑州大学第一附属医院	白万军　河北省人民医院
2	陈冰　上海交通大学医学院附属瑞金医院	陈杰　中山大学附属第一医院	卜一珊　天津市第一中心医院
3	陈剑鸿　中国人民解放军第三军医大学西南医院	邓晟　中南大学湘雅医院	陈琦　贵州省人民医院
4	胡尔族荣　哈尔滨医科大学附属第一医院	鄂玉金　济宁市第一人民医院	高华　宁夏医科大学总医院
5	黄萍　浙江省立同德医院	贺宝霞　郑州大学附属肿瘤医院	何晓静　中国医科大学附属盛京医院
6	李明　贵阳医学院附属医院	黄桂红　桂林医学院附属医院	李峰　郑州大学第一附属医院
7	李朵璐　郑州大学第一附属医院	贾素洁　中南大学湘雅三医院	李静　新疆石河子大学医学院第一附属医院
8	卢海儒　青海省人民医院	姜哲　延边大学附属医院	刘艺平　中南大学湘雅第一医院
9	裴斐　解放军总医院	李刚　四川省人民医院	刘宇　重庆医科大学附属第二医院
10	王卓　第二军医大学上海长海医院	刘艳　上海交通大学医学院附属新华医院	龙恩武　四川省人民医院
11	王春霞　南方医科大学南方医院	龙锐　重庆医科大学附属第一医院	马葵芬　浙江大学医学院附属第一医院
12	吴惠珍　河北省人民医院	钱皎　第二军医大学上海长海医院	闵光宁　兰州大学第一医院
13	杨勇　四川省人民医院	师少军　华中科技大学附属协和医院	石卫峰　上海交通大学附属第一人民医院
14	张晋萍　南京大学医学院附属鼓楼医院	孙福生　青岛市市立医院	王婧雯　第四军医大学西京医院
15	张抗怀　西安交通大学第二附属医院	谭蓉　贵阳医学院附属医院	向倩　北京大学第一医院
16	张文婷　华中科技大学同济医学院附属同济医院	王燕萍　兰州大学第一医院	徐阿晶　上海交通大学医学院附属新华医院
17	赵侠　北京大学第一医院	温金华　南昌大学第一附属医院	许晨舒　中山大学附属第一医院
18	赵青威　浙江大学医学院附属第一医院	徐萍　中南大学湘雅二医院	张瑞琴　山西医科大学第二医院
19	钟海利　南昌大学第一附属医院	羊红玉　浙江大学医学院附属第一医院	张扬　华中科技大学同济医学院附属同济医院
20	左笑丛　中南大学湘雅三医院	张波　北京协和医院	朱曼　解放军总医院
21	—	朱立勤　天津市第一中心医院	—

续表

序号	2016 年	2017 年
22	陈岷 四川省人民医院	何鸽飞 长沙市第一医院
23	陈文瑛 南方医科大学第三附属医院	胡扬 北京协和医院
24	戴海斌 浙江大学医学院附属第二医院	黄琳 北京大学人民医院
25	郭小彬 内蒙古自治区人民医院	姜赛平 浙江大学医学院附属第一医院
26	纪立伟 北京医院	李冬 解放军第474医院（新疆）
27	李苓 上海交通大学附属第一人民医院	孙搏 上海交通大学附属第一人民医院
28	任海霞 天津市第一中心医院	孙德清 山东大学第二医院
29	孙红 福建省立医院	王东晓 中国人民解放军总医院
30	孙颖光 河北省人民医院	王昆 厦门大学附属第一医院
31	唐欲博 中山大学附属第一医院	吴黄 第四军医大学第一附属医院
32	田泾 第二军医大学上海长海医院	杨佳丹 重庆医科大学附属第一人民医院
33	王伟兰 解放军总医院	张邵 北京大学第三医院
34	伍三兰 华中科技大学同济医学院附属协和医院	张程亮 华中科技大学同济医学院附属同济医院
35	徐丙发 安徽医科大学第三附属医院	张进华 福建医科大学附属协和医院
36	杨蒙蒙 第四军医大学第三附属医院	张宁 大连医科大学附属第二医院
37	杨志文 上海市松江区中心医院	张晓庆 同济大学附属上海市肺科医院
38	易湛苗 北京大学第三医院	张亚同 北京医院
39	张春 上海交通大学医学院附属新华医院	郑萍 南方医科大学南方医院
40	张纯萍 海南医学院附属医院	周玉冰 郑州大学第一附属医院
41	周素琴 兰州大学第二医院	朱君荣 南京市第一医院

续表

序号	2018 年	2019 年
42	边原 四川省人民医院	蔡艳 西安交通大学第二附属医院
43	曾芳 武汉市协和医院	陈顺 北京医院
44	陈攀 中山大学附属第一医院	樊婷婷 空军军医大学西京医院
45	陈卓佳 中山大学肿瘤防治中心	龚倩 湖南省肿瘤医院
46	崔向丽 北京朝阳医院	顾圣莹 上海交通大学附属第一人民医院
47	都丽萍 北京协和医院	胡琪 华中科技大学附属协和医院
48	关月 空军军医大学西京医院	黄晨蓉 苏州大学第一附属医院
49	胡云珍 浙江大学医学院附属第一医院	李波霞 兰州大学第一医院
50	李冬洁 同济大学附属第十人民医院	李娜 福建医科大学附属协和医院
51	廖赟 上海同仁医院	李晓烨 复旦大学附属中山医院
52	宋艳 山西医科大学第二医院	刘洪涛 河北省人民医院
53	苏娜 四川大学华西医院	刘晓东 中国医科大学附属盛京医院
54	谭力铭 湖南省怀化市第一人民医院	刘莹 北京儿童医院
55	谭胜蓝 中南大学湘雅医院	楼小兰 浙江大学医学院附属第一医院
56	汤静 复旦大学附属妇产科医院	莫小兰 广州市妇女儿童医疗中心
57	吴薇 复旦大学附属中山医院	牟华 上海市岳阳中西医结合医院
58	谢悦良 中南大学湘雅三医院	汪燕燕 安徽医科大学第一附属医院
59	徐蕙敏 浙江大学医学院附属第二医院	王黎青 中山大学附属第七医院
60	杨孝来 甘肃省人民医院	翁秀华 福建医科大学附属第一医院
61	赵振营 天津市人民医院	杨晶 郑州大学第一附属医院
62	周欣 重庆医科大学附属第一医院	周凌云 中南大学湘雅三医院

第四节　科学研究与学术交流

一、发表临床药学专题学术论文

1978 年,在中国药学会上海市分会年会上,上海医院药学界前辈汪国芬、张楠森、钱漪、沈百余、杨毓英 5 位专家共同探讨我国临床药学的发展道路,分工撰写有关临床药学方面的文章。1980 年 4 月,汪国芬等在《中国药学杂志》发表《阐述临床药学》,对临床药学的形成、概念和主要内容作导入介绍;1980 年 12 月,汪国芬等在《中国药学杂志》发表《论临床药学内容的八个方面》,对临床药学的工作内容进一步加以讨论;1984 年 1 月,张楠森等在《中国药学杂志》发表《谈临床药学的开展》,对当时临床药学相关的医疗、科研工作进行总结,并对进一步开展临床药学工作提出建议;1980 年 3 月,刘国杰在《药学通报》发表《国外临床药学的发展和临床药师的培养》,首次明确提出要在我国改革药学教育与培养临床药师的建议;1983 年,奚念朱在《药学学报》发表《药物动力学在临床药学及生物药剂学中的应用》,介绍药物动力学在临床药学的应用。在我国临床药学发展初期,中国药学会、全军和各省都组织一些临床药学进修班、学术交流会等,相关情况也在《中国药学杂志》《中国现代应用药学》(原《浙江药学》)等有报道。1990 年以来,我国临床药学专家和学者发表了大量临床药学科研论文,尤其是近 10 余年来,科研论文质量和数量都有显著提升,具体将在本书第三章中详细介绍。

二、建立临床药学实验室或研究室

1964 年,汪国芬、张楠森、钱漪等联合倡议建立临床药剂学新学科。汪国芬在上海第一医学院(现复旦大学上海医学院)附属华山医院建立药剂学应用实验室,后由于历史原因临床药剂学的研究中断了 10 余年。从

1982 年起,许多大型医院开始建立"临床药学实验室",有的还成立了"临床药学研究室",配备技术人员,添置仪器设备,开展药物相互作用、药品配伍禁忌、治疗药物监测、药动学以及医院新制剂的研究。此后部分医院开始新药开发和临床药理学研究等。如 1983 年,湖南省卫生厅药政局将湖南医学院(现为中南大学湘雅医学院)第二附属医院定为湖南省临床药学实验中心,开展相关研究工作,研究的内容从文献综述转变为实验研究。哈尔滨医科大学第二医院于 1983 年开始建立临床药学研究室,后扩建为研究所。20 世纪 80 年代后期,国内各大医院相继建立临床药学实验室或研究室。目前,国内的三级甲等医院基本都已建立临床药学实验室或研究室。

三、创办临床药学期刊

随着我国临床药学的发展,一批临床药学专业学术期刊逐渐创办,为我国广大临床药学和医学工作者提供学术交流、信息传递和了解国内外临床药学及相关学科发展情况的窗口与平台。

1953 年,中国科学技术协会主管、中国药学会主办的综合性药学学术期刊《中国药学杂志》创刊,其前身为《药学通报》,1989 年更名为《中国药学杂志》。1981 年,武汉地区药学会创办《医院药学杂志》,1983 年更名为《中国医院药学杂志》。1992 年,上海医科大学药学院(现复旦大学药学院)创办《临床药学》,1996 年起经国家科委批准更名为《中国临床药学杂志》。1984 年,《浙江药学》创刊,1987 年更名为《现代应用药学》,1997 年更名为《中国现代应用药学》。1999 年,北京地坛医院创办《药物不良反应杂志》,同年皖南医学院弋矶山医院创办的《中国临床药理学与治疗学》获正式刊号。2001 年,第二军医大学长海医院创办《药学服务与研究》。2003 年,北京药学会创办《临床药物治疗杂志》。其他与医院药学相关的药学期刊也都开辟"临床药学""药物不良反应""合理用药"等专栏,专门刊登临床药学方面的文章。

四、开展学术交流

1964 年，汪国芬、张楠森、钱漪主任药师等在全国药剂学研究工作经验交流会上，首先提出开展临床药学工作的建议。1983 年 5 月，中国药学会在安徽徽州地区（黄山）召开全国首届临床药学学术论文交流和专题研讨会。1990 年，卫生部和世界卫生组织联合在哈尔滨医科大学附属第二医院召开全国临床药学学习班及临床药学试点单位经验交流会，来自全国各医院和高校的参会人员有 100 余人，包括药学专家陈兰英、胡晋、陈刚、刘国杰等，卫生部药政局潘学田局长、药政处孙承芝及李之鑫处长。WHO官员、芝加哥大学的学者分别介绍美国临床药学的发展，对推动我国临床药学发展产生了重大影响。1999 年，第二届东亚临床药学教育与实践学术会议在上海召开，李大魁、张楠森、陆丽珠教授等做大会报告。2000 年，由《中国临床药学杂志》主办的中美临床药学学术交流会分别在广州、北京、西安与上海举办，百余名临床药师参加会议。2004 年，"首届全国药学服务与研究学术会议"在上海召开，这是国内首次召开的药学服务领域的专题学术会议。2011 年 9 月，中华医学会临床药学分会成立。该分会至今已连续在郑州、杭州、成都、上海、广州、太原、武汉等地举办了十届全国学术会议，成为我国临床药学学科重要的学术交流、展示平台。中国药学会医院药学专业委员会、中国医院协会药事专业委员会、中国健康促进基金会、中国药理学会药源性疾病专业委员会、治疗药物监测与研究专业委员会等学会或组织每年均组织大型学术年会，各省医学会临床药学分会和省药学会等也举办学术年会。这些学术会议极大地促进我国临床药学的交流和发展。

随着改革开放的深入，我国临床药师还积极参与国际交流。除接受国外学历学位教育外，还进行 3～12 个月的短期培训，参加世界药学大会等国际学术会议，在会上发言或壁报交流。2007 年，"第七届亚洲临床药学大会（ACCP）"在上海举行；同年 8 月，由国际药学联合会（FIP）和中国药学会（CPA）共同主办的第 67 届世界药学大会在北京召开，这是我国首次举办世界药学大学,3000多名国内外药学同道参加会议,中国药学会百年庆典活动同期举办;2012年,"第十二届亚洲临床药学大会"在中国香港举行;临床药学湘雅国际论坛(前身为临床药学湘雅论坛)至今已连续举办十届。我国知名药学专家袁锁中教授当选为2014年第十四届ACCP主席,标志着我国临床药学在亚洲已具重要地位,也为我国临床药学发展带来新的契机与资源。这些国际交流让中国药师认识了世界,也让世界认识了中国药师。

第五节　学科建设

临床药学学科作为以临床药学实践、教育及科学研究协调发展的综合体系,其学科建设不仅仅是医院药学部门需要关注的问题,更需要融入临床治疗团队,桥接医药创新国家战略,有效满足人民健康及疾病药物治疗需求。

一、学科建设的内涵

学科建设的内涵包括学科带头人、学术队伍、学科支撑条件、学科技术水平、人才培养能力、研究能力与成果、院内的地位及学术影响力建设。

二、学科建设的原动力

学科建设的原动力包括但不限于人才、技术、成果、平台医疗新技术应用、诊疗人次、经济指标、学科影响力、教学质量、硕士与博士点、优博/优硕论文、带教人次、教学成果、统编教材、科研课题、成果、专利、著作、论文。

三、学科建设发展的标志性成果

1981年,卫生部发布《医院药剂工作条例》,首次列入临床药学内容。

1982年,卫生部《全国医院工作条例》中列入临床药学内容。

1989年,经国家教委批准,华西医科大学药学系(现四川大学华西药学院)创办我国第一个5年制教育的"临床药学专业",培养参与临床药物治疗的临床应用型药学专业人才。

1991年,卫生部在医院分级管理文件中首次规定三级医院必须开展临床药学工作并将其作为考核指标。

2002年,《医疗机构药事管理暂行规定》首次提出医疗机构要逐步建立临床药师制。

2005年,医院管理协会药事管理专委会开展临床药师培训试点。

2006年,部分省市开展临床药师职称考试试点。

2007年,系列临床药学本科教材正式启动并出版。

2010年,临床药学列入国家临床重点专科建设项目。

2010年,全国大型三甲医院实行临床药师制。

2011年,《医疗机构药事管理规定》确定临床药学学科的地位与作用。

2011年,中华医学会临床药学分会成立,确定了学科地位。

2012年,《临床药师管理办法(征求意见稿)》出台。

2015年,药师法列入卫生计生委立法计划。

2015年,复旦医院排行榜将临床药学纳入专科排名。

2017年,中华医学会临床药学分会在全国开展临床药师培训。

2018年,国家卫建委、国家中医药管理局联合下发《关于加快药学服务高质量发展的意见》,深入落实临床药师制,进一步发挥临床药师作用。

2019年,国家卫生健康委印发《关于进一步加强公立医疗机构基本药物配备使用管理的通知》,鼓励在城市医疗和县域医共体内,探索建立统一药品采购目录和供应保障机制,牵头医院采取有效措施,加强上级医疗机构药师对下级医疗机构用药指导和帮扶作用,逐步实现药品供应和药学服务同质化。

2019年,国务院办公厅发布《关于加强三级公立医院绩效考核工作的意见》,共设置55个指标,其中合理用药直接指标有10个,间接指标有5个。

2020 年,六部委联合发布《关于加强医疗机构药事管理促进合理用药的意见》,加强医疗机构药品配备管理,强化药品合理使用,拓展药学服务范围,加强药学人才队伍建设并加强行业监管。

2021 年,国务院办公厅发布了《关于推动公立医院高质量发展的意见》,开设合理用药咨询或药物治疗管理门诊,开展精准用药服务。

我国临床药学从无到有,从大型教学医院扩展到大多数地市级医院,并不断向基层医疗机构延伸,工作模式由以药物为中心的模式逐渐转变到以患者为中心的工作模式,取得长足的发展,但目前尚不能完全满足临床的需求,临床药师在数量和质量上亟待提高,多学科人才的培育亟待加强。

我国临床药学学科应该与时俱进,不断创新,使之符合国家战略发展要求,并与科学技术进步相匹配,不断创新药学实践的具体工作方法、体制制度、服务理念,坚持临床药学学科研究从药学服务实践出发,建立能够促进合理用药的科学评价体系,以临床药学科研发展为支撑,推动重大理论和实际问题研究,促进临床药学工作健康持续发展。

第三章

临床药学的发展现状

我国临床药学历经几十年的发展,已形成了一定规模,但工作现状不容乐观,存在相关法律法规保障缺乏、医院对临床药学工作重视度不够、临床药师专业能力欠缺、临床药师人员不足等问题。基于临床药师面临的现状,我国从 2005 年就开始推行临床药师工作制度,加强临床药师培养。十几年来,现有 50 余所高校已经建立了临床药学专业,建立的 240 余所临床药师培训基地至今已培养了 1 万多名临床药师,临床药师的数量和专业能力都得到了较大的改善。据统计,2021 年,全国医疗机构床位数为 944.8 万张,卫生人员总数为 1398.3 万人,其中药师(士)52.1 万人,每百张床位药师人员配比为 5.51。在临床药师配置上,委属委管、三级公立综合、二级公立综合、民营综合医院每百张床位临床药师人数分别为 0.66、0.55、0.59 和 0.75,委属委管高于三级公立综合和二级公立综合。各级医院每百张床位临床药师人数较往年均有明显增加,与近年来医院药学转型、加大临床药师培养力度有关,但与国外发达国家相比,仍有较大的差距。美国卫生系统药师协会(ASHP)调查结果显示,2016 年,美国床位≥600 张的医院每百张床位药师数为 16.3 人,其中 20.2% 的药师获得药学专业委员会(BPS)的认证(相当于临床药师)。近年来,在国家相关政策支持下,我国临床药学取得了较大的发展,但在新医改形势下,临床药学发展仍面临着极大的挑战。临床药学学科的发展应从临床药学教育、实践、科研等现状中总结经验,凝练问题,找准方向,为临床药学的未来发展奠定扎实基础。

第一节　组织架构

一、中华医学会临床药学分会组织构成

中华医学会临床药学分会是在中华医学会的框架下，由全国各级医疗机构临床药物治疗领域相关的著名临床药学专家、医学专家及制药企业的科技工作者自愿组成的学术团体。2011年6月，中国科协和国家民政部正式批复成立中华医学会临床药学分会，并于同年9月在河南郑州召开成立大会，选举产生第一届委员会。中华医学会临床药学分会的宗旨是通过推动临床药学学科建设、促进临床药学人才培养、提高临床药学服务质量、加强药物不良反应监测、加快新药临床研究和开发、促进药学信息交流和服务等，有效规范临床合理用药，致力于搭建一个高效、高端、高品质的学术交流与合作平台，共同推动我国临床药学的发展，最终实现临床用药的安全、有效、经济。

中华医学会临床药学分会经过近10年的发展，形成稳定的委员会组织构架，带领全国广大临床药学工作者，不断推进我国临床药学事业的快速发展，为落实"健康中国2030"规划不断努力奋斗。

中华医学会临床药学分会设主任委员1名、副主任委员4～6名、秘书长1名（由常务委员兼任）、副秘书长1名（由常务委员或委员兼任）、常务委员15～17名，委员30～35名；同时设立青年委员会，委员45～50名。历届委员会组织结构及人员名单如下：

中华医学会临床药学分会第一届委员会成员名单

主任委员：阚全程

副主任委员：贾继东、熊利泽、张抒扬、刘皋林、张幸国

秘书长：赵杰

副秘书长：刘景丰

常务委员(按姓氏笔画排序):

冯全服、刘皋林、杜光、张玉、张健、张抒扬、张幸国、张淑慧、陈孝、胥婕、赵杰、袁洪、贾继东、郭瑞臣、菅凌燕、童荣生、熊利泽、阚全程

委　　员(按姓氏笔画排序):

马瑞莲、王春革、文友民、卢海儒、冯全服、刘玉梅、刘皈阳、刘皋林、刘景丰、孙洲亮、杜光、杜奕奇、杨婉花、李雪松、张玉、张志仁、张志清、张抒扬、张幸国、张相林、张晓坚、张健、张淑兰、张淑慧、陈孝、陈英、武新安、林勍翃、周斌、周新、郑志昌、单爱莲、赵生芳、赵杰、赵家军、赵德伟、侯连兵、姜玲、胥婕、秦玉花、袁洪、贾继东、夏培元、郭瑞臣、黄东胜、黄红谦、菅凌燕、曹力、葛卫红、蒋玉凤、童荣生、阚全程、熊利泽

秘书:李朵璐

中华医学会临床药学分会第二届委员会成员名单

主任委员:阚全程

候任主任委员:赵杰

副主任委员:刘皋林、熊利泽、张抒扬、张幸国、童荣生

秘书长:赵杰

常务委员(按姓氏音序排序):

陈孝、杜光、冯全服、郭瑞臣、贾继东、阚全程、李焕德、刘皋林、刘景丰、齐晓勇、童荣生、熊利泽、胥婕、张健、张抒扬、张幸国、张玉、张志仁、赵杰

委　　员(按姓氏音序排序):

曹力、陈孝、陈英、单爱莲、杜光、冯全服、高申、葛卫红、郭代红、郭瑞臣、胡欣、黄品芳、贾继东、菅凌燕、姜玲、蒋玉凤、阚全程、李焕德、李丽、刘皋林、刘景丰、刘世霆、刘小玲、刘玉梅、卢海儒、吕良忠、吕迁洲、梅丹、齐晓勇、秦玉花、童荣生、王春革、文友民、武新安、夏培元、熊利泽、胥婕、杨婉花、袁洪、张健、张鉴、张抒扬、张淑慧、张晓坚、张幸国、张永军、张玉、张志清、张志仁、赵杰、赵生芳、郑志昌、周斌、邹明

秘书:李朵璐

中华医学会临床药学分会第三届委员会成员名单

前任主任委员：阚全程

主任委员：赵杰

候任主任委员：童荣生

副主任委员：张抒扬、张玉、刘皋林、张幸国、陈孝

秘书长：张晓坚

副秘书长：文爱东

常务委员（按姓氏音序排序）：

陈孝、杜光、郭瑞臣、姜玲、李焕德、刘皋林、刘景丰、刘丽宏、齐晓勇、童荣生、武新安、胥婕、张健、张抒扬、张晓坚、张幸国、张玉、张志仁、赵杰

委　　员（按姓氏音序排序）：

巴桑拉姆、曹力、陈孝、陈英、杜光、杜智敏、方晴霞、高申、葛卫红、龚志成、郭代红、郭瑞臣、侯锐钢、胡欣、黄品芳、菅凌燕、姜玲、李焕德、李丽、刘皋林、刘景丰、刘丽宏、刘世霆、刘小玲、卢海儒、吕迁洲、梅丹、缪丽燕、齐晓勇、隋忠国、孙洲亮、童荣生、王建华、文爱东、文友民、武新安、夏培元、胥婕、杨宏昕、杨婉花、于倩、张健、张鉴、张抗怀、张抒扬、张伟、张晓坚、张幸国、张永军、张玉、张志清、张志仁、赵杰、赵庆春、郑志昌、周云曙、左笑丛

秘书：梁淑红

二、党组建设情况

为贯彻以习近平同志为核心的党中央关于全面从严治党的重要指示精神，根据《中华医学会理事会党委进一步加强党建工作的通知》要求，经中华医学会理事会党委研究决定，中华医学会临床药学分会于2017年成立了党的工作小组，成员为童荣生、张抒扬、张玉、刘皋林、陈孝，其中童荣生同志担任党的工作小组组长，张抒扬同志担任纪检委员，刘皋林同志担任组织委员，张玉同志担任群工委员，陈孝同志担任宣传委员。

党的工作小组开展的工作包括：①在中华医学会临床药学分会网站上设置"党建工作"专栏，定期发布学习资料，并建立分会党员微信群，以达到

信息共享、及时分享、学习交流的作用；②组织分会党员开展"重走长征路"等红色教育主题活动，于2018年前往西柏坡参观老一辈共产党人的旧居，重温历史的坎坷，领悟西柏坡精神。

三、国家临床重点专科(临床药学)情况

首批国家临床重点专科(临床药学)评选在2010年12月完成，由组织全国医院药学管理专家进行评审，郑州大学第一附属医院、北京大学第三医院、中南大学湘雅二医院、上海交通大学医学院附属新华医院和哈尔滨医科大学附属第二医院成功入选首批国家临床重点专科(临床药学)建设单位。

中华医学会临床药学分会受国家卫生健康委员会(原国家卫生部)委托，于2013年组织全国临床药学专家，承担国家临床重点专科(临床药学)的评审任务。全国共98家医疗机构的药学部门积极参与申报，专家们从申报单位的专科整体实力情况、专科发展目标、专科建设项目设计与规划三大块进行评审，涵盖了医院药学专科基础条件、临床药学技术队伍、药学服务能力与水平、药学质量状况、药学科研与教学等多方面的指标。经过综合评价，最终上海交通大学附属第一人民医院、四川省人民医院、中国医科大学附属盛京医院、中山大学附属第一医院、华中科技大学同济医院附属同济医院、华中科技大学附属协和医院、北京协和医院、北大第一人民医院、北京医院、浙江大学医学院附属第一医院、中南大学湘雅三院、苏州大学附属第一医院等12家医院成功入选，成为2013年度国家临床重点专科(临床药学)建设单位。

2015年，国家重点专科军队建设项目入选的临床药学学科单位有原第四军医大学附属西京医院、原第二军医大学附属长海医院、解放军302医院及解放军210医院。国家临床重点专科(临床药学)建设单位详细信息见表3-1(排名不分先后)。

表 3-1　国家临床重点专科(临床药学)建设单位概况表

编号	单位名称	负责人	获批年份及批次
1	北京大学第三医院	翟所迪	
2	中南大学湘雅二医院	李焕德	
3	郑州大学第一附属医院	阚全程	2010 年,第一批
4	哈尔滨医科大学附属第二医院	杜智敏	
5	上海交通大学医学院附属新华医院	张　健	
6	上海交通大学附属第一人民医院	刘皋林	
7	四川省人民医院	童荣生	
8	中国医科大学附属盛京医院	菅凌燕	
9	中山大学附属第一医院	陈　孝	
10	华中科技大学同济医学院附属协和医院	张　玉	
11	华中科技大学同济医学院附属同济医院	杜　光	
12	北京协和医院	梅　丹	2013 年,第二批
13	北京大学第一人民医院	崔一民	
14	北京医院	胡　欣	
15	浙江大学医学院附属第一医院	张幸国	
16	中南大学湘雅三院	袁　洪	
17	苏州大学附属第一医院	缪丽燕	
18	原第四军医大学附属西京医院	文爱东	
19	原第二军医大学附属长海医院	高申	
20	解放军 302 医院	韩晋	2015 年,第三批
21	解放军 210 医院	王晓波	

四、各省市医学会临床药学分会情况

为了贯彻中华医学会临床药学分会的精神,配合中华医学会临床药学分会开展工作,各省市纷纷成立省级医学会临床药学分会。29 个省市分会的成立时间和历届主委汇总如表 3-2 所示。

表 3-2　各省市医学会临床药学分会成立概况表（排名不分先后）

序号	省份	省医学会临床药学分会	成立时间	届次	主委	主委单位	备注
1	河南	河南省医学会临床药学分会	2008 年 12 月	第一届	阚全程	郑州大学第一附属医院	
	河南	河南省医学会临床药学分会	不详	第二届	阚全程	郑州大学第一附属医院	
	河南	河南省医学会临床药学分会	2018 年 12 月	第三届	赵杰	郑州大学第一附属医院	
2	上海	上海市医学会临床药学专科分会	2014 年 7 月	第一届	刘皋林	上海交通大学附属第一人民医院	
	上海	上海市医学会临床药学专科分会	2017 年 7 月	第二届	刘皋林	上海交通大学附属第一人民医院	
	上海	上海市医学会临床药学专科分会	2021 年 7 月	第三届	张健	上海交通大学医学院附属新华医院	
3	北京	北京医学会临床药学分会	2013 年 4 月	第一届	张抒扬	北京协和医院	
	北京	北京医学会临床药学分会	2016 年 11 月	第二届	张抒扬	北京协和医院	
	北京	北京医学会临床药学分会	2022 年 8 月	第三届	刘丽宏	中日友好医院	
4	陕西	陕西省医学会临床药学分会	2002 年 1 月	第一届	蒋永培	第四军医大学	
	陕西	陕西省医学会临床药学分会	2005 年 12 月	第二届	蒋永培	第四军医大学	
	陕西	陕西省医学会临床药学分会	2009 年 3 月	第三届	文爱东	空军军医大学第一附属医院	
	陕西	陕西省医学会临床药学分会	2013 年 6 月	第四届	文爱东	空军军医大学第一附属医院	
5	甘肃	甘肃省医学会临床药学分会	2018 年 8 月	第一届	武新安	兰州大学第一医院	
6	河北	河北省医学会临床药学分会	2014 年 6 月	第一届	张淑慧	河北省人民医院	
	河北	河北省医学会临床药学分会	2019 年 9 月	第二届	刘保良	河北医科大学第三医院	
	河北	河北省医学会临床药学分会	2023 年 4 月	第三届	董占军	河北省人民医院	

续表

序号	省份	省医学会临床药学分会	成立时间	届次	主委	主委单位	备注
7	重庆	重庆市医学会临床药学分会	1997 年 7 月	第一届	高振同	第三军医大学西南医院	
	重庆	重庆市医学会临床药学分会	不详	第二届	何凤慈	第三军医大学大坪医院	
	重庆	重庆市医学会临床药学分会	不详	第三届	刘松青	第三军医大学西南医院	
	重庆	重庆市医学会临床药学分会	不详	第四届	刘松青	第三军医大学西南医院	
	重庆	重庆市医学会临床药学分会	不详	第五届	夏培元	第三军医大学西南医院	
	重庆	重庆市医学会临床药学分会	2016.11	第六届	邱峰	重庆医科大学附一院	
	重庆	重庆市医学会临床药学分会	2020 年	第七届	邱峰	重庆医科大学附一院	
8	海南	海南省医学会临床药学专业委员会	2014 年 9 月	第一届	李丽	海南医学院第一附属医院	
	海南	海南省医学会临床药学专业委员会	2017 年 8 月	第二届	李丽	海南医学院第一附属医院	
	海南	海南省医学会临床药学专业委员会	2022 年 8 月	第三届	任少琳	海南医学院第一附属医院	
9	山西	山西省医学会临床药学专业委员会	2008 年 7 月	第一届	赵生芳	山西医科大学第二医院	
	山西	山西省医学会临床药学专业委员会	2017 年 3 月	第二届	侯锐钢	山西医科大学第二医院	
	山西	山西省医学会临床药学专业委员会	2022 年 8 月	第三届	侯锐钢	山西医科大学第二医院	
10	云南	云南省医学会临床药学分会	2013 年 7 月	第一届	李雪松	昆明医科大学第一附属医院	
	云南	云南省医学会临床药学分会	不详	第二届	李雪松	昆明医科大学第一附属医院	
	云南	云南省医学会临床药学分会	2021 年 5 月	第三届	吴晖	昆明医科大学第一附属医院	

序号	省份	省医学会临床药学分会	成立时间	届次	主委	主委单位	备注
11	新疆	新疆医学会临床药学专业委员会	2017 年 1 月	第一届	王建华	新疆医科大学第一附属医院	
	新疆	新疆医学会临床药学专业委员会	2023 年 3 月	第二届	王建华	新疆医科大学第一附属医院	
12	江西	江西省医学会临床药学分会	2014 年 5 月	第一届	曹力	南昌大学第一附属医院	
	江西	江西省医学会临床药学分会	2019 年 12 月	第二届	熊爱珍	南昌大学第二附属医院	
13	贵州	贵州省医学会医院药学分会	2009 年 12 月	第一届	郑志昌	贵州医科大学附属医院	
	贵州	贵州省医学会临床药学分会	2013 年 12 月	第二届	郑志昌	贵州医科大学附属医院	2013 年 12 月更名
14	宁夏	宁夏医学会临床药学分会	2013 年 9 月	第一届	文友民	宁夏医科大学总医院	
	宁夏	宁夏医学会临床药学分会	不详	第二届	文友民	宁夏医科大学总医院	
	宁夏	宁夏医学会临床药学分会	2022 年 8 月	第三届	贾乐川	宁夏医科大学总医院	
15	青海	青海省医学会医院药学分会	2001 年 7 月	第一届	黄立成	青海省卫生厅	
	青海	青海省医学会医院药学分会	2004 年	第二届	黄立成	青海省卫生厅	
	青海	青海省医学会医院药学分会	2009 年	第三届	黄立成	青海省卫生厅	
	青海	青海省医学会临床药学分会	2015 年	第四届	卢海儒	青海省人民医院	更名
	青海	青海省医学会临床药学分会	2020 年	第五届	卢海儒	青海省人民医院	
16	江苏	江苏省医学会临床药学分会	2013 年 7 月	第一届	孟玲	江苏省人民医院	
	江苏	江苏省医学会临床药学分会	2016 年 9 月	第二届	葛卫红	南京鼓楼医院	
	江苏	江苏省医学会临床药学分会	2019 年 11 月	第三届	缪丽燕	苏州大学附属第一医院	

续表

序号	省份	省医学会临床药学分会	成立时间	届次	主委	主委单位	备注
17	山东	山东省医学会临床药事分会	2005 年	第一届	汪 翼	山东省立医院	
	山东	山东省医学会临床药学分会	2011 年 12 月	第二届	张 鉴	山东省立医院	2014 年更名
	山东	山东省医学会临床药学分会	2019 年 4 月	第三届	李 军	山东省立医院	
18	天津	天津市医学会临床药学分会	2018 年 12 月	第一届	张 弋	天津市第一中心医院	
	天津	天津市医学会临床药学分会	2022 年 3 月	第二届	张 弋	天津市第一中心医院	
19	广东	广东省医学会临床药学分会	2013 年 6 月	第一届	陈 孝	中山大学附属第一医院	
	广东	广东省医学会临床药学分会	2022 年 8 月	第二届	赖伟华	广东省人民医院	
20	辽宁	辽宁省医学会临床药学分会	2016 年 10 月	第一届	菅凌燕	中国医科大学附属盛京医院	
	辽宁	辽宁省医学会临床药学分会	2020 年 12 月	第二届	赵庆春	北部战区医院	
21	黑龙江	黑龙江省医学会临床药学分会	2015 年 9 月	第一届	杜智敏	哈尔滨医科大学附属第二医院	
22	湖南	湖南省医学会临床药学专委会	2013 年 11 月	第一届	李焕德	中南大学湘雅二医院	
	湖南	湖南省医学会临床药学专委会	2018 年 5 月	第二届	张毕奎	中南大学湘雅二医院	
23	安徽	安徽省医学会临床药学分会	2013 年 12 月	第一届	姜玲	中国科技大学附属第一医院（安徽省立医院）	
	安徽	安徽省医学会临床药学分会	2017 年 7 月	第二届	姜玲	中国科学技术大学附属第一医院（安徽省立医院）	
	安徽	安徽省医学会临床药学分会	2021 年 9 月	第三届	姜玲	中国科学技术大学附属第一医院（安徽省立医院）	
24	福建	福建省医学会临床药学分会	2018 年 9 月	第一届	黄品芳	福建医科大学附属第一医院	

序号	省份	省医学会临床药学分会	成立时间	届次	主委	主委单位	备注
25	四川	四川省医学会医院药学专委会	2001年12月	第一届	唐尧	四川大学华西医院	
	四川	四川省医学会医院药学专委会	2006年1月	第二届	唐尧	四川大学华西医院	
	四川	四川省医学会医院药学专委会	2009年	第三届	唐尧	四川大学华西医院	
	四川	四川省医学会临床药学专委会	2012年11月	第四届	童荣生	四川省人民医院	
	四川	四川省医学会临床药学专委会	2015年11月	第五届	徐珽	四川大学华西医院	
	四川	四川省医学会临床药学专委会	2018年11月	第六届	童荣生	四川省人民医院	
26	湖北	湖北省医学会临床药学分会	2015年10月	第一届	张玉	华中科技大学附属协和医院	
	湖北	湖北省医学会临床药学分会	2018年12月	第二届	张玉	华中科技大学附属协和医院	
27	内蒙古	内蒙古医学会临床药学分会	2017年5月	第一届	刘小玲	内蒙古自治区人民医院	
	内蒙古	内蒙古医学会临床药学分会	2023年5月	第二届	杨宏昕	内蒙古自治区人民医院	
28	吉林	吉林省医学会临床药学分会	2012年12月	第一届	刘玉梅	吉林大学中日联谊医院	
29	浙江	浙江省医学会临床药学分会	2002年12月	第一届	史美甫	浙江大学医学院附属第一医院	
	浙江	浙江省医学会临床药学分会	2009年12月	第二届	张幸国	浙江大学医学院附属第一医院	
	浙江	浙江省医学会临床药学分会	2017年12月	第三届	张幸国	浙江大学医学院附属第一医院	
	浙江	浙江省医学会临床药学分会	2022年8月	第四届	赵青威	浙江大学医学院附属第一医院	
30	广西	广西医学会临床药学分会	2019年11月	第一届	陈晓宇	广西自治区人民医院	

注:基于编委会调研数据

第二节 临床药学分会学术交流活动

学术交流是临床药学发展的重要推动力。随着各临床药学学会、各省、自治区、直辖市医疗机构举办具有品牌效应的学术会议,以及国际交流活动的常态化制度化,我国临床药学学科的影响力得到了进一步扩大。

一、国际国内会议交流

国家卫健委、各学术组织及各省、自治区、直辖市药学会组织和举办了多种多样的专业学习班、短期培训、网络培训以及参观学习,加强了全国临床药学学术交流,提升了临床药师专业技能。通过邀请行业内专家授课、同行间交流探讨等形式,短时间、高强度地进行强化训练,积极引导临床药师了解本专业前沿信息,有效提升临床药师的实践技能,同时加强了地区间临床药学相关团体、科技工作者的交流与合作。

构建高质量、高水平学术交流平台是各医学学会的重要任务。中华医学会临床药学分会自 2011 年成立以来,截至 2022 年,分别在郑州、杭州、成都、上海、广东、厦门、太原、武汉成功举办大型学术年会,得到了国家卫健委、中华医学会以及各承办单位的高度重视。2020 年以来因受疫情影响,会议依托互联网技术,采用"线上+线下"结合的方式,通过系列活动开展内容丰富、形式多样的学术交流和专题讲座,碰撞思想火花。各省、自治区、直辖市以成立临床药学分会的模式,逐步形成区域大合作发展格局,在区域管理和人才培养等方面发挥了重要作用。尤其地方性的学术会议,如紫禁城国际药师论坛、湘雅论坛、黄河论坛、西湖论坛、天府论坛、姑苏论坛、西部高峰论坛等,集合地方区域优势,发挥核心医疗机构辐射能力,经多年发展不断扩大影响力,成为各省市之间进行临床药学经验交流的重要平台。

为建立国际人才交流平台,进一步扩大学科的国际影响力,全国范围各学术会议积极开展国际合作,中美临床药学高峰论坛、中俄临床药学高峰论坛等国际性交流日益增多,邀请国外知名医学、药学专家进行专题报告和学术交流。在"请进来"的同时也积极"走出去",国内多家学会和医院每年派遣年轻的优秀临床药师到美国伊利诺伊大学药学院、内布拉斯加大学医学中心、俄亥俄州立大学药学院、耶鲁—纽黑文医院等国际知名培训中心深造学习,同时每年派遣临床药师参加国际药学大会并做发言,在国际舞台出声显影。

二、编写临床药学学术专著

2013 年,我国第一部中药临床药学专著《中药临床药学》正式出版;2017 年,"临床药物治疗学"丛书出版发行。从学术著作类型而言,分为综合类、专科药物临床应用指南、药学监护系列丛书、药物治疗案例解析丛书、科普知识读本等,如《临床药学百科(第二版)》《临床药学实践教学指导》、"临床药物治疗案例解析"丛书、"中成药临床应用指南"系列丛书、《临床不合理用药案例评析》、"医院药学问答"丛书、"临床药学监护"丛书、《内科常见疾病的药学监护》《药学科普知识读本—合理用药》等。近年来,临床药学领域涌现出百余本专业教材及专著,可谓是百家争鸣,百花齐放(部分代表作见表 3-3)。从学科领域而言,涉及西药、中药临床药学,这一系列学术著作、教材的出版发行,为广大药学、中药学临床药师提供了更多的理论和实践指导,有助于形成个体化用药的临床思维,最终提升临床药师药学服务水平,保障患者安全合理用药。

表 3-3　临床药学代表性著作

省份	作者	单位	著作名称	出版社	年份
山东	郭瑞臣(总主编)	山东大学齐鲁医院	临床药理学系列丛书(妊娠、消化系统、免疫系统、呼吸系统、心血管系统、神经与精神系统、内分泌系统临床药理学分册)	化学工业出版社	2010

续表

省份	作者	单位	著作名称	出版社	年份
四川	童荣生	四川省人民医院	《妊娠和哺乳期患者治疗临床药师指导手册》	人民卫生出版社	2011
四川	童荣生	四川省人民医院	《激素的合理使用》	人民卫生出版社	2011
山东	郭瑞臣	山东大学齐鲁医院	《临床药理学实验方法学》	人民卫生出版社	2012
四川	童荣生	四川省人民医院	《呼吸内科治疗药物的安全应用》	人民卫生出版社	2012
四川	徐 珽	四川大学华西医院	《注射剂的配伍及合理使用》	人民卫生出版社	2012
河南	阚全程	郑州大学第一附属医院	《临床药学高级教程》	人民军医出版社	2013
山东	郭瑞臣	山东大学齐鲁医院	全国高等教育医学数字化规划教材(国家医学电子书包)《临床药理学》	人民军医出版社	2013
上海	吕迁洲	复旦大学附属中山医院	《医院药师基本技能与实践》	人民卫生出版社	2013
四川	卢 静(副主编)	四川大学华西医院	《基本药物合理遴选技术指南》	人民卫生出版社	2013
四川	童荣生 李 刚	四川省人民医院	《药物比较与临床合理选择(心血管疾病分册)》	人民卫生出版社	2013
四川	童荣生 杨 勇	四川省人民医院	《药物比较与临床合理选择(呼吸科疾病分册)》	人民卫生出版社	2014
北京	林 阳 郭瑞臣	北京安贞医院/山东大学齐鲁医院	《药物临床试验(教材)》	高等教育卫生出版社	2015
吉林	宋燕青	吉林大学第一医院	全国高职高专药学类规划教材《静脉用药集中调配实用技术》	中国医药科技出版社	2015
福建	张进华	福建医科大学附属协和医院	《临床药学英语学习辅导》	人民卫生出版社	2015

续表

省份	作者	单位	著作名称	出版社	年份
浙江	张幸国	浙江大学医学院附属第一医院	国家临床药学专业"十二五"规划教材《临床药物治疗学（上册）》	人民卫生出版社	2015
浙江	张幸国	浙江大学医学院附属第一医院	国家临床药学专业"十二五"规划教材《临床药物治疗学（下册）》	人民卫生出版社	2015
甘肃	牛恒立	兰州大学第二医院	《实用药物学基础与临床》	吉林科学技术出版社	2016
甘肃	肖吉元	兰州大学第二医院	《临床药物学》	西安交通大学出版社	2016
甘肃	周素琴	兰州大学第二医院	《精编临床药物应用新进展》	西安交通大学出版社	2016
黑龙江	董梅	哈尔滨医科大学附属肿瘤医院	《临床药物治疗学》	人民卫生出版社	2016
黑龙江	董梅	哈尔滨医科大学附属肿瘤医院	《临床药学英语》	人民卫生出版社	2016
黑龙江	董梅	哈尔滨医科大学附属肿瘤医院	《临床药学英语学习辅导》	人民卫生出版社	2016
湖北	杜光 胡俊波	华中科技大学同济医学院附属同济医院	《临床营养支持与治疗学》	科学出版社	2016
陕西	文爱东	空军军医大学第一附属医院	全国高等学校药学类专业第八轮规划教材《临床药学治疗学》	人民卫生出版社	2016
上海	吕迁洲	复旦大学附属中山医院	《临床药物治疗学——呼吸系统疾病》	人民卫生出版社	2016
上海	张健	上海交通大学医学院附属新华医院	《临床药物治疗学儿科疾病》	人民卫生出版社	2016
四川	童荣生	四川省人民医院	《临床药物治疗学——心血管系统疾病》	人民卫生出版社	2016
四川	童荣生 李刚 陈岷	四川省人民医院	《激素类药物的合理使用》	人民卫生出版社	2016

续表

省份	作者	单位	著作名称	出版社	年份
四川	童荣生	四川省人民医院	《临床药物治疗学——心血管系统疾病》	人民卫生出版社	2016
安徽	许杜娟	安徽医科大学第一附属医院	《临床药学导论》	科学出版社	2017
北京	王建业 胡 欣	北京医院	《临床药物治疗学》	人民卫生出版社	2017
福建	宋洪涛 翟所迪 王婧雯	联勤保障部队第九〇〇医院	全国临床药师规范化培训系列教材《呼吸内科专业》	人民卫生出版社	2017
广东	陈 孝	中山大学附属第一医院	《临床药物治疗学——器官移植》	人民卫生出版社	2017
湖南	胡 敏 李焕德 刘景丰	中南大学湘雅二医院	全国临床药师规范化培训系列教材《精神专业》	人民卫生出版社	2017
湖南	石小鹏 李焕德 尹 文	中南大学湘雅二医院	全国临床药师规范化培训系列教材《急救专业》	人民卫生出版社	2017
湖南	袁 洪	中南大学湘雅三医院	全国临床药师规范化培训系列教材《儿科专业》	人民卫生出版社	2017
湖南	周宏灏	中南大学湘雅医院	《药理学》	科学出版社 高等教育医学出版分社	2017
陕西	郭代红	解放军总医院	全国临床药师规范化培训系列教材《肿瘤专业》	人民卫生出版社	2017
陕西	文爱东	空军军医大学第一附属医院	全国临床药师规范化培训系列教材《综合技能》	人民卫生出版社	2017
陕西	文爱东	空军军医大学第一附属医院	全国临床药师规范化培训系列教材《肠内外营养专业》	人民卫生出版社	2017
四川	徐 珽	四川大学华西医院	《肿瘤术后药物安全应用》	人民卫生出版社	2017

续表

省份	作者	单位	著作名称	出版社	年份
吉林	张明淑 于　倩	吉林大学中日联谊医院	《医院药学概要(第3版)》	人民卫生出版社	2018
河北	张志清	河北医科大学第二医院	《医院药事管理》	人民卫生出版社	2018
河南	阚全程	郑大一附院	《医院药学高级教程》	人民军医出版社	2018
四川	管　玫	四川大学华西医院	《藏汉双语基层常用药物处方集》	四川民族出版社	2018
陕西	杨志福	空军军医大学第一附属医院	全国临床药师规范化培训系列教材《疼痛专业》	人民卫生出版社	2019
上海	吕迁洲	复旦大学附属中山医院	《药源性疾病》	人民卫生出版社	2019
上海	张　健	上海交通大学医学院附属新华医院	《药源性疾病》	人民卫生出版社	2019
四川	龙恩武	四川省人民医院	《中国300种疾病药学服务标准与路径丛书——慢性支气管炎分册》	人民卫生出版社	2019
四川	童荣生 李　刚 陈　岷	四川省人民医院	《药物比较与临床合理选择——肿瘤分册》	人民卫生出版社	2019
四川	杨　林 (副主编)	四川大学华西医院	《常用中药饮片炮制规范及操作规程研究》	中国医药科技出版社	2019
湖北	杜　光 桂　玲	华中科技大学同济医学院附属同济医院	《实用临床药物治疗学——肿瘤》	人民卫生出版社	2020
湖北	刘　东 李　娟	华中科技大学同济医学院附属同济医院	《医院药师处方审核能力培训教材》	湖北科学技术出版社	2020
湖南	李焕德	中南大学湘雅二医院	《临床药学》	中国医药科技出版社	2020

续表

省份	作者	单位	著作名称	出版社	年份
陕西	文爱东	空军军医大学第一附属医院	全国临床药师规范化培训系列教材《妇产专业》	人民卫生出版社	2020
四川	费小凡 金朝辉	四川大学华西医院	《药学专业知识（一）》	中国科学技术出版社	2020
四川	费小凡 杨 林	四川大学华西医院	《中药学专业知识（一）》	中国科学技术出版社	2020
四川	费小凡 金朝辉	四川大学华西医院	《药学专业知识（二）》	中国科学技术出版社	2020
四川	费小凡 杨 林	四川大学华西医院	《中药学专业知识（二）》	中国科学技术出版社	2020
四川	费小凡 金朝辉	四川大学华西医院	《药学综合知识与技能》	中国科学技术出版社	2020
四川	费小凡 杨 林	四川大学华西医院	《中药学综合知识与技能》	中国科学技术出版社	2020
四川	费小凡 金朝辉	四川大学华西医院	《药事管理与法规》	中国科学技术出版社	2020
四川	何金汗（副主编）	四川大学华西医院	《临床药理学》	人民卫生出版社	2020
重庆	张 蓉	陆军军医大学第二附属医院	军事医学系列教材	军事科学出版社	2021
贵州 湖南	唐富山 张毕奎	遵义医科大学/中南大学湘雅二医院	全国普通高等医学院校药学类专业"十四五"规划教材《临床药学概论》	中国医药科技出版社	2021
湖北	张 玉	华中科技大学同济医学院附属协和医院	《医院药学》	人民卫生出版社	2021
湖北	张 玉	华中科技大学同济医学院附属协和医院	《医院药学习题集》	人民卫生出版社	2021

省份	作者	单位	著作名称	出版社	年份
上海	张　健	上海交通大学医学院附属新华医院	《医院药学》	人民卫生出版社	2021
上海	张　健	上海交通大学医学院附属新华医院	《医院药学习题集》	人民卫生出版社	2021
四川	樊　萍（副主编）	四川大学华西医院	《慢性病诊疗管理模式——以四川大学华西医院为例》	四川大学出版社	2021
四川	费小凡金朝辉	四川大学华西医院	《药学综合知识与技能》	中国科学技术出版社	2021
四川	徐　珽	四川大学华西医院	《呼吸系统疾病合并常见慢性病治疗药物处方集》	四川大学出版社	2021
四川	杨　勇	四川省人民医院	《临床药物治疗学》	中国医药卫生科技出版社	2021
湖北	李　娟	华中科技大学同济医学院附属同济医院	《妊娠期和哺乳期安全用药》	华中科技大学出版社	2022
湖北	李　娟刘　东	华中科技大学同济医学院附属同济医院	《小儿疫苗接种须知》	湖北科学技术出版社	2022
湖北	刘　东李　娟	华中科技大学同济医学院附属同济医院	《医疗机构含兴奋剂药品管理》	人民卫生出版社	2022
四川	童荣生	四川省人民医院	《突发事件中药学保障与药品供应》	中国协和医科大学出版社	2022
四川	童荣生	四川省人民医院	《高血压临床合理用药》	中国医药卫生科技出版社	2022

续表

省份	作者	单位	著作名称	出版社	年份
四川	杨 勇	四川省人民医院	《药物与男性生殖》	世界图书出版公司	2022

第三节　临床药学学历教育与临床药师规范化培训

一、学历教育

(一)临床药学专业设置

教育部在《普通高等学校本科专业目录(2012 年)》中专门设置了临床药学专业,积极支持有条件的高校增设临床药学专业。自 1989 年华西医科大学首次开设临床药学专业以来,我国开设临床药学专业的高等院校逐年增多。目前举办临床药学专业的高校达 57 所,年招生约 2900 人。这些院校分为综合类(15 所)、医学类(35 所)、药学类(3 所)及中医药类(4 所)等类型。临床药学本科专业办学点见表 3-4。临床药学专业设置包括临床药学、药学(临床药学方向)、临床中药学等,学制为四年制或五年制。其中,五年制采用"4＋1"教学模式,即 4 年理论课加 1 年临床药学实践。

表 3-4　全国临床药学本科专业办学点情况

序号	所在地区	院校名称	首次招生年份
1	江苏	中国药科大学	2007
2	黑龙江	哈尔滨医科大学	2008
3	北京	首都医科大学	2009
4	广东	广东药科大学	2009
5	江苏	南京医科大学	2009
6	辽宁	沈阳药科大学	2009

续表

序号	所在地区	院校名称	首次招生年份
7	重庆	重庆医科大学	2009
8	江苏	徐州医科大学	2010
9	辽宁	中国医科大学	2010
10	云南	昆明医科大学	2010
11	四川	四川大学	2011
12	安徽	安徽医科大学	2012
13	福建	福建医科大学	2012
14	黑龙江	齐齐哈尔医学院	2012
15	辽宁	大连医科大学	2012
16	四川	西南医科大学	2012
17	浙江	温州医科大学	2012
18	广西	广西中医药大学	2013
19	贵州	遵义医学院	2013
20	河北	河北医科大学	2013
21	吉林	吉林大学	2013
22	内蒙古	内蒙古医科大学	2013
23	天津	天津中医药大学	2013
24	天津	天津医科大学	2013
25	广东	南方医科大学	2015
26	广西	广西医科大学	2015
27	河南	河南大学	2015
28	山东	山东大学	2015
29	云南	大理大学	2015
30	广东	广州医科大学	2016
31	广西	桂林医学院	2016

续表

序号	所在地区	院校名称	首次招生年份
32	江西	南昌大学	2016
33	宁夏	宁夏医科大学	2016
34	山东	山东第一医科大学	2016
35	山西	山西医科大学	2016
36	安徽	皖南医学院	2017
37	贵州	贵州医科大学	2017
38	河南	新乡医学院	2017
39	陕西	西安交通大学	2017
40	新疆	新疆医科大学	2017
41	新疆	石河子大学	2017
42	甘肃	兰州大学	2018
43	广东	暨南大学	2018
44	海南	海南医学院	2018
45	湖北	湖北科技学院	2018
46	湖南	中南大学	2018
47	山东	潍坊医学院	2018
48	上海	上海交通大学	2018
49	安徽	蚌埠医学院	2019
50	广东	广东医科大学	2019
51	山东	济宁医学院	2019
52	辽宁	锦州医科大学	2021
53	四川	川北医学院	2021
53	湖北	华中科技大学	2022
54	湖南	湘南学院	2022
55	广东	广州中医药大学	2022
56	浙江	浙江中医药大学	2023

（二）临床药学实践技能培训

实践性技能教学环节包括实践课程、见习、实习、社会实践等。实践课程包括化学类、生物学类、医学基础类与药学类专业课的实验课、专题讨论、案例分析等；见习在医院病房、医院药房、社区药房或其他药品生产、经营企业中完成；实习由药学部门实习和临床科室实习两部分组成，内容涵盖临床主要科室，由符合资质的临床药师和临床医师共同组成带教组进行实习带教，开展临床药学教学查房。实习教学结合临床所关注的药物治疗问题，内容为与药物治疗学相关的病例报告，包括药物治疗方案分析、药品不良反应报告与分析、药物相互作用报告与分析等；社会实践要求学生参与医院、福利设施、社区等的医疗志愿活动，加深学生对患者或身体障碍者的心理和需求的理解。

（三）课程体系设置

目前我国的临床药学课程大致分为基础课程、核心课程和实践课程。基础课程包括基础化学、生物化学与分子生物学、微生物与免疫学、人体解剖学、生理学、病理生理学、药物分析、生物药剂学、生药学、临床医学基础课程、医学伦理学、医患沟通与技巧等。核心课程包括药物化学、药剂学、药理学、临床药理学、临床药物动力学、临床药物治疗学、药事管理等。实践课程包括实践课程、见习、实习、社会实践等。

（四）临床药学专业师资力量

目前大多数院校的临床药学是由药理学、药剂学、药物化学教师授课，教学内容以理论授课为主，临床实践课时相对较少，有条件的医学类院校聘请临床经验、教学经验丰富的临床医师和临床药师共同负责临床药学教学工作，增强学生的专业实践能力。另外，许多院校选派院校优秀教师到临床进修学习或聘请临床药师转行成为专职教师，都是行之有效的办法，也为临床实践教学提供有力帮助。

二、临床药师规范化培训

2005 年，卫生部批准了第一批临床药师培训试点基地，正式开展临床药师培训工作。2007年,印发《关于开展临床药师制工作试点的通知》,探索临床药师岗位设置、准入标准、工作模式、岗位责任和管理制度。为进一步切实提高我国临床药师的综合素质。2017年,中华医学会临床药学分会启动"首届中华医学会临床药师培训",遴选了首批35家临床药师师资培训中心,旨在构建以临床需求为向导的临床药师培训体系。至今全国各临床药师培训基地共培养临床药师17000余名,师资3000余名。

(一)培训和考核体系

目前,由于临床实践技能及临床思维能力相对薄弱,我国临床药学学院教育尚不能很好满足医疗机构对临床药师实践能力的要求。中华医学会创新性提出临床药师培训的综合实践技能理论,围绕临床药师发现、解决、预防潜在或存在的用药问题能力开展课程设置。授课教师来源于具有丰富临床实践经验的临床药师和医师,理论课程≥200学时,为学员的学院教育和临床实践之间构建桥梁。

• 明确实践主题。以临床实际操作技能掌握度为培训目标,提出临床药师师资培训体系"沟通技巧、药学伦理、职业道德、药物经济学"、"抗感染临床实践"、"药源性疾病"、"个体化用药"四个主题教学环节。在临床实践、教学查房、考题设计等28项环节进行全过程质量评估。课时分配理论授课占20%,临床实践占60%,主题讨论占20%。有效培养学生的自主学习能力、思维创新能力和问题解决能力,全面提升临床教学的实效性。

• 重视考核评价。以患者药物治疗的安全、有效、经济为考核目标,秉承全过程量化考核的宗旨,构建"教考结合"的全程考核评价体系。围绕基础理论、临床实践能力、人际沟通能力、职业道德素养四大板块对学员进行综合考核;考核的内容和方法与学员所在病区临床药物治疗的安全、有效和经济挂钩,包括七项关键指标(用药建议在病案中的体现、药占比、国家基本药物使用率、不良反应防范、药学伦理体现、医护患满意度、临床用药重大差错事件)。

(二)规范化培训过程

• 规范化培训教材。由于目前临床药师学员和师资培训中心不同,专科不同,地区不同,生源背景不同,为了保证临床药师培训教育的同质化,2017 年中华医学会临床药学分会以《全国临床药师规范化培训系列教材》作为师资带教和学员培训教材,统一培训目的、培训方法和考核评价,保障全国临床药师培训工作有章可循。

·网络信息化技术。突破传统教学方法,在临床药师实践工作中,应用移动查房交互系统进行网络教学,实时了解患者病情转归、参与远程病例讨论、用药建议及时反馈、用药教育数字化传输,提高医疗效率,提升医疗质量,保障医疗安全。

·教学方法多样化。开展了以问题为基础的教学(problem-based learning,PBL)和课堂讨论式教学(case-based study,CBS),强调从提出问题入手,深入临床实践,让学员有针对性地去探索并运用理论知识,提高分析和解决问题的能力,激发学习兴趣和主动性讨论意识。

三、教材编写

(一)统编教材的编写

2004 年 7 月,全国高等医药教材建设研究会、卫生部教材办公室正式开始临床药学专业教材编写调研论证工作。2006 年。临床药学专业(方向)教材评审委员会成立,启动临床药学专业的教材建设,并确定了供全国高等学校临床药学专业教学使用的规划教材的内容特色和品种,整套教材包括基础课程、医学基础课程、药学课程、临床药学课程、临床医学课程共五个模块,新组织编写教材 15 种和与其他专业共用教材 7 种。2007 年,由中南大学湘雅药学院李焕德教授主编的我国第一部《临床药学》统编教材正式出版,2019 年已进入第五版编辑出版阶段,同年四川大学华西药学院蒋学华教授主编的《临床药学导论》正式出版并投入使用。

2013 年 5 月,第二届全国高等学校临床药学专业教材评审委员会成立,并召开全国高等学校临床药学专业第二轮规划教材论证会,同年 12 月召开主编人会,全面启动了第二轮规划教材的修订编写工作。2014 年 7 月起,陆续出版发行全国高等学校临床药学专业第二轮规划教材,包括 15

种主干教材,见表 3-5。修订第一轮教材中的 8 种,同时新编 7 种教材。2020 年,全国高等学校临床药学专业第三轮规划教材的修订编写工作全面启动。

表 3-5 国家卫生和计划生育委员会"十二五"规划教材

全国高等学校临床药学专业第二轮规划教材书目

教材名称	主编
《临床药物治疗学总论》*	李 俊
《临床药物治疗学各论(上册)》*	张幸国,胡丽娜
《临床药物治疗学各论(下册)》*	张幸国,胡丽娜
《药学服务与沟通技能》	闫素英
《临床药学英语(第2版)》	朱 珠
《临床药学英语学习辅导》	朱 珠,张进华
《临床药理学(第2版)》	魏敏杰,杜智敏
《药物经济学》	孙利华
《诊断学(第2版)》*	李学奇
《药物化学(第2版)》*	宫 平
《基础化学(第2版)》*	李铁福,张乐华
《中医中药学基础》	王 秋
《临床药物代谢动力学(第2版)》	刘克辛
《生物药剂学》	高 申,程 刚
《临床药学导论(第2版)》*	蒋学华
《药剂学(第2版)》	王建新,杨 帆
《药物信息学》*	赵荣生

* 教材有网络增值服务。

(二)编写临床药学系列培训教材

2015 年,由中华医学会临床药学分会前任主任委员阚全程担任主编,出版了高级卫生专业技术资格考试指导用书《临床药学高级教程》和《医院药学高级教程》,为临床药学和医院药学的专业备考提供权威参考。2022年,由中国药学会医院药学专业委员会主任委员、中年医学会临床药学分会主任委员张玉担任主编,更新出版了全国高级卫生专业技术资格考试指导用书《医院药学》和《医院药学习题集》。

为进一步提高我国临床药师的综合素质与内涵,使其在临床实践工作中发挥更大的作用,受中华医学会临床药学分会委托,由空军军医大学西京医院药学部牵头,凝聚了全国和军队药学领域专家以及一线临床药师的集体智慧,撰写了"全国临床药师规范化培训系列教材",由人民卫生出版社出版发行,见表3-6。该教材以培养应用型临床药师为目标,吸收了行业新知识并参考国内外权威指南,建立了临床药师职业道德与药学伦理、科研思维与能力培养等新内容,能够与临床药师岗位能力要求相对接,实现了教学方法、考核体系等多方面的国内首创;首次提出了决定临床药师培训工作成效的七项关键指标(用药建议在病案中的体现、药占比、国家基本药物使用率、不良反应防范、药学伦理体现、医护患满意度、临床用药重大差错事件),着眼于中国临床药师培养的实际问题,重点解决看病难、看病贵的社会问题,是临床药学领域的一次开拓和巨大进步。2017年,为全国临床药师培训中心免费配发教材20000本。系列教材在全国范围内的应用,必将在提升我国临床药物治疗学水平方面起到引领与帮助作用,进而极大地推进我国临床药师培训工作的科学化、规范化进程。

表 3-6　全国临床药师规范化培训系列教材书目

教材名称	总主编
全国临床药师规范化培训系列教材《综合技能》	阚全程,马金昌
全国临床药师规范化培训系列教材《呼吸内科专业》	阚全程,马金昌
全国临床药师规范化培训系列教材《消化内科专业》	阚全程,马金昌
全国临床药师规范化培训系列教材《肿瘤专业》	阚全程,马金昌
全国临床药师规范化培训系列教材《内分泌代谢专业》	阚全程,马金昌
全国临床药师规范化培训系列教材《精神专业》	阚全程,马金昌
全国临床药师规范化培训系列教材《肠外肠内营养专业》	阚全程,马金昌

续表

教材名称	总主编
全国临床药师规范化培训系列教材《抗感染专业》	阚全程,马金昌
全国临床药师规范化培训系列教材《ICU专业》	阚全程,马金昌
全国临床药师规范化培训系列教材《传染病专业》	阚全程,马金昌
全国临床药师规范化培训系列教材《器官移植专业》	阚全程,马金昌
全国临床药师规范化培训系列教材《神经内科专业》	阚全程,马金昌
全国临床药师规范化培训系列教材《肾病专业》	阚全程,马金昌
全国临床药师规范化培训系列教材《儿科专业》	阚全程,马金昌
全国临床药师规范化培训系列教材《心血管专业》	阚全程,马金昌
全国临床药师规范化培训系列教材《抗凝专业》	阚全程,马金昌
全国临床药师规范化培训系列教材《妇产专业》	阚全程,马金昌

第四节　药学服务

一、专科药学服务

(一)药学查房

有别于临床药师参与的医疗查房,药学查房是临床药师参与药物治疗工作的重要途径。药学查房是以临床药师为主体,独立在病区内对患者药物治疗过程进行追踪和监护,主要内容包括药物重整与入院教育、住院用药指导、药物咨询、全医嘱审核、药学监护、药历书写、会诊与病例讨论、出院用药教育等。其目的是以患者为中心,实施用药监护,进行用药指导,提供用药咨询。

根据医疗机构发表的临床药师查房相关文献(80%以上文献第一单位为三级医院)报道,国内药师查房的形式主要有跟随医师查房、多学科行政查房和药师独立查房3种,另外还有少部分为药学三级查房;查房频率平均每位临床药师每周 3～4 次,有个别医院每周达到 5～7 次或 7 次以上;参与临床诊疗的主要临床科室有呼吸科、心血管内科、ICU、消化内科、肿瘤科、内分泌科等,所涉及的病种包括消化系统疾病、循环系统疾病和呼吸系统疾病等。目前药学查房尚无统一的规范让临床药师有迹可循,亟须建立临床药师开展药学查房管理规定和统一规范,其中药历书写可参考《中国药历书写原则与推荐格式(2012 年版)》。

(二) 多学科诊疗协作

多学科诊疗协作(multidisciplinary team,MDT)模式源于 20 世纪 90 年代,即由两个以上的不同相关学科,组成固定工作组,针对某一器官或某一系统疾病,通过定期、定时、定址会议形式,在综合各学科意见的基础上为患者制订最佳的治疗方案。我国 MDT 模式起步相对较晚,北京大学肿瘤医院是国内最早对肿瘤实施 MDT 的医院之一。2015 年 3 月 5 日,由国家卫生计生委卫生科技发展研究中心牵头发起的"全国结直肠癌多学科综合治疗技术试点推广工程(MDT 工程)"项目会议在北京召开,该项目首批了 5 家 MDT 工程示范中心。2015 年 5 月 15 日于北京成立了"中国医师协会外科医师分会多学科综合治疗专业委员会"。这些举措让规范化、合理化的治疗从 MDT 模式中得到实现。

临床药师的作用应贯彻 MDT 的整个过程,其工作职责和内容主要包括:①运用药学专业知识与技能,协助 MDT 团队制订个体化药物治疗方案;②参与药学监护,减少药物不良反应,预防某些药源性疾病的发生;③对患者进行用药教育,提高患者依从性;④对护理人员进行药学宣教,指导护士做好药品的请领、保存与正确使用工作;⑤结合临床药物治疗实践,进行用药调查,开展合理用药、药物评价和药物利用的研究等。

因不同医院的医师层次、科室结构及行政支持力度有很大的差异,我国 MDT 模式规范化还有漫漫长路需要探寻。目前多学科会诊是临床药师参与多学科诊疗协作的可行工作模式。随着临床药师的多年工作经验积累,工作能力得到临床医生和医院的认可,受邀参加临床会诊和临床疑难病症的讨论频率越来越高。

(三) 药物不良反应监测与报告

药品不良反应监测和报告是药品上市后监管的重要内容之一,是药品生产企业对其生产的药品进行全生命周期管理的主要内容和重要责任,是药品安全评价的重要依据。我国由国家药品不良反应监测中心承办全国药品不良反应监测技术工作。随着我国《中华人民共和国药品管理法》《药品不良反应报告和监测管理办法》的颁布实施,药品不良反应监测已步入法制化轨道。我国已初步形成了国家不良反应监测中心、省级中心、基层单位的三级监测网络以加强上市药品的安全监管,规范药品不良反应报告和监测的管理,保障公众用药安全。2016 年,国家食品药品监督管理总局药品评价中心与国家药品不良反应监测中心发布第 154 号文件,按照《国家药品不良反应监测哨点(医疗机构)联盟规则》规定程序,批准了全国首批 9 家医院成为国家药品不良反应监测哨点联盟,截至 2022 年 12 月底,正式加入国家药品不良反应监测哨点的医疗机构已达 366 家。

1999—2022 年,全国药品不良反应监测网络共收到 2085.6 万份药品不良反应/事件报告。根据国家药品不良反应监测中心发布《国家药品不良反应监测年度报告(2022 年)》报告显示,2022 年共收到《药品不良反应/事件报告表》202.3 万份,每百万人口平均报道数量为 1435 份。不良反应/事件报告主要来自医疗机构的报告,占 87.6%。按报告人职业统计,医生占 55.9%,药师占 25.8%,护士占 12.5%,其他职业占 5.8%。

药品不良反应监测工作是药师切入临床的良好契机,也是临床药师服务于临床的重要内容之一。目前由于上报操作烦琐、医护人员上报观念薄弱、工作繁重、不良反应监测工作权责不明、全国上报数据不透明等原因,不良反应存在严重的漏报和上报不及时现象。近年来,各医疗机构越来越重视药品不良反应管理,积极探索新模式,例如通过参与开发智能化上报系统,使上报系统能智能提取患者一般信息、检验结果、用药医嘱、药品批号等,提高上报率和上报效率。同时,亟待药学相关职能部门加快推进全国上报数据透明化,优化不良反应数据上报细则,让医务工作者更快、更全面地了解药品不良反应信息,从而更好地实现用药的安全有效。

（四）合理用药培训与教育

在现代药学服务中，药学信息服务占据了关键地位，合理用药培训与教育是药学信息服务工作中最重要的内容之一，是药学信息服务发展的趋势，也是药师参与临床药物治疗的重要组成部分。在医生、护士、药师等组成的治疗团队中，药师是药物治疗专家。临床药师应根据医院教学特点，结合医院处方点评结果报告，定期对医护人员进行临床药学"基本理论、基本知识、基本技能"和"新政策、新理论、新知识、新方法"的培训，促进临床合理用药的科学发展。

临床药师的另一个重要职责是对患者/家属进行用药教育。2011 颁布的《医疗机构药事管理规定》（卫医政发〔2011〕11 号）中规定，"向公众宣传安全用药知识""临床药师应当全职参与临床药物治疗工作，对患者进行用药教育，指导患者安全用药""掌握与临床用药相关的药物信息，提供用药信息与药学咨询服务，向公众宣传合理用药知识"。2012 年，国务院印发的《国家药品安全"十二五"规划》也要求，开展药品安全宣传教育活动，普及药品安全常识，提高公众安全用药意识，促进合理用药。患者用药教育是指直接与患者及其家属公众交流，解答其用药疑问，介绍药物和疾病知识，提供用药咨询服务。针对医生开具的药物，对患者进行面对面或书面形式的用药教育，包括药物名称、适应证、剂量、用药时间、药物可能发生的不良反应，因药物相互作用而应分开服用的某些药物，某些药物（华法林、左甲状腺素钠等）在用药过程中需要定期做相关检查、药物使用疗程等，以使患者对所用药物有更清楚的认知了解，提高患者对药物治疗的依从性。

二、精准药学服务

（一）治疗药物监测

我国治疗药物监测（TDM）兴于 20 世纪 70—80 年代，经过 40 余年的发展，已成为指导临床合理用药的重要工具，主要是根据临床药理学、生物药剂学及药物治疗学理论，结合药物分析及分子生物学技术，运用流行病学方法归纳总结,多学科交融进行药物治疗个体化研究和应用。国内的治疗药物监测品种与国外基本一致,一般包括治疗窗狭窄、血药浓度个体差异大、具有非线性药代动力学特征、特殊病理或生理条件下用药、怀疑患者药物/毒物中毒等的药物,如抗癫痫药卡马西平、丙戊酸钠、苯妥英钠、乙琥胺等,平喘药茶碱,免疫抑制药环孢素、霉酚酸等,抗精神病药喹硫平,抗肿瘤药维奈克拉,心血管类药物地高辛、洋地黄毒苷,抗菌药物万古霉素、氨基糖苷类等,以确保在有效治疗范围、判断预后和患者依从性、区分毒性治疗和无效治疗等。

中国药理学会治疗药物监测研究专业委员会 2016 年对"全国医疗机构治疗药物监测(TDM)开展情况"的调查显示,参与调查的 516 家医疗机构,260 家已建立治疗药物监测室,其中 190 家设在药学部,56 家设在检验科,14 家设在其他部门;监测品种 69 个(包括药物、毒物及氨基酸、维生素等),监测量前 10 位药物分别为丙戊酸、万古霉素、卡马西平、环孢素、地高辛、他克莫司、苯妥英钠、甲氨蝶呤、苯巴比妥、霉酚酸。

近年来,在治疗药物监测委员会及各级药学团体的努力下,临床药师参与了《中国万古霉素治疗药物监测指南(2020 更新版)》《2018 CPS 实践指南:伏立康唑个体化用药》等具有行业指导意义的指南制订。临床药师参与制订日常 TDM 监测工作流程和质量控制措施,包括测定申请、测定方案设计、样本采集、结果分析、报告发布、临床应用、患者服务等环节。在结果分析和报告发布环节,涉及临床药理学、药物代谢动力学、药物治疗学等药学专业知识,为药师充分发挥专业优势,使血药浓度被正确地解释和利用提供很好的契机,包括根据患者当前血药浓度提供的信息,解释血药浓度与药物作用、毒性之间的关系,解释患者肝、肾等脏器功能对药动学的影响,利用血药浓度和药动学参数协助临床医生调整用药剂量,真正实现个体化治疗。

(二)药物基因检测

基于个体化用药指导的基因检测是以药物效应及安全性为目标,研究各种基因突变与药物有效性和安全性的关系。2007 年,卫生部将个体化用药基因检测项目列入临床检测目录,并明确其为Ⅲ类诊断试剂。2011年11月,中国药理学会药物基因组学专业委员会的成立是我国药物基因组学和个体化医疗发展的一个重要里程碑,标志着我国药物基因组学和个体化医疗的研究和应用迈入一个新的发展阶段。2015年7月,国家卫生和计划生育委员会发布了《药物代谢酶和药物作用靶点基因检测技术指南(试行)》和《肿瘤个体化治疗检测技术指南(试行)》,要求实现用药基因检测标准化和规范化。2018年,国家卫健委发布《新型抗肿瘤药物临床应用指导原则》,此后每年更新一次,成为目前国内可及的、各专科、各种新型抗癌药物规范化使用的"标杆文件"。该文件明确指出,抗肿瘤药物临床应用需在病理组织学确诊后或基因检测后方可使用。2020年12月28日,国家卫健委印发的《抗肿瘤药物临床应用管理办法(试行)》规定,应当根据组织或细胞学病理诊断结果,或特殊分子病理诊断结果、基因靶点检测结果等,确认患者适用后方可开具抗肿瘤药物。

基因突变的主要表现为药物代谢酶的多态性、药物转运体的多态性、药物受体的多态性和药物靶标的多态性等。这些基因多态性的存在可能导致许多药物的治疗疗效和不良反应的个体间差异。在药物基因组学指导下进行治疗方案调整,能提高用药的针对性,从而实现临床用药的精准化、个体化。药物基因检测可以分为药物代谢/转运基因和药物作用靶点基因两个大类。广义上说,肿瘤伴随诊断也属于药物基因组学的范畴。根据卫计委发布的《药物代谢酶和药物作用靶点基因检测技术指南(试行)》等资料统计,国内涉及基因检测的个体化用药包括华法林(CYP2C9)、氯吡格雷(CYP2C19)、普伐他汀(OATP1B1)、吉非替尼(EGFR)、他克莫司(CYP3A5 A6986G)、卡马西平(HLA-B * 1502)、别嘌醇(HLA-B * 5801)等,涵盖有效性及安全性等各方面。

基因检测的结果为客观的碱基对序列,其对临床用药的指导意义在一定程度上依赖于临床药师的进一步分析解读。目前,个体化药物基因检测报告指的是以客观检测结果为依据,由临床药师结合患者病情特点,以安全、有效、经济、合理用药为目的所出具的个性化药物治疗优化指导方案报告,个体化药物基因检测报告一般包含客观的检测结果(如基因型、碱基对序列)、患者的病情特点归纳、药师的建议优化方案以及必要的参考资料摘要四个部分。

三、药物临床应用管理

(一)处方前置审核

2018 年 7 月 10 日,国家卫健委、中医药管理局和中央军委后勤保障部联合发布了《医疗机构处方审核规范》(国卫办医发〔2018〕14 号)(以下简称《规范》),正式对处方审核的基本要求、审核依据和流程、审核内容、审核质量管理、培训等做出规定。《规范》包括了七章内容,其中,第四章明确规定所有处方均应经审核通过后方可进入划价收费和调配环节,未经审核通过的处方不得收费和调配。

传统的医院开具处方流程存在着"多时段、多科室、多处方、多品种"的给药风险。如果出现处方用药错误或不合理的情况,患者往往需要自行到缴费窗口退费,经由主治医生重新修改处方,再排队进行二次缴费并取药。这个过程中,患者耗费大量的时间和精力。更重要的是,如果处方用药错误或不合理未被及时发现,给患者带来的伤害将不可估量。据此,处方前置审核系统的出现,大大提高了医院药品调剂运作效率,不仅弥补了人工审核的缺陷,而且保障了患者的用药安全。

在药品发放中,药师把关是全球通则。在我国,《规范》中第六条明确指出,药师是处方审核工作的第一责任人。一般处方前置审核流程为:①药师接收待审核处方,对处方进行合法性、规范性和适宜性的审核。②若经审核判定为合理处方,药师在纸质处方上手写签名(或加盖专用印章)、在电子处方上进行电子签名,处方经药师签名后进入收费和调配环节。③若经审核判定为不合理处方,由药师负责联系处方医师,请其确认或重新开具处方,并再次进入处方审核流程。

随着医疗信息技术的不断发展,以处方前置审核为核心的临床合理用药智能管理系统正在我国各级医疗机构推广应用,即医师在处方开具的同时就可立即拦截,弥补处方点评滞后的弊端,把好药物安全的最后一道关卡。通过系统实现临床处方前置审核功能,形成"事前审核—事中监督—事后评估"的闭环管理,串联起临床医师、临床药师、药政管理、医政管理等多个角色协同联动,全方位保障患者用药安全,提升处方质量,规范医师处方行为,促进药物合理使用,有效提高医院诊疗水平。

（二）处方点评

处方是药物治疗过程中重要的书面文件,其具有法律、技术和经济上的意义。处方质量的优劣直接关系到医疗服务质量,是临床用药是否有效、合理的直接凭证,是评判医师诊疗水平的重要依据。处方点评是近年来中国医院管理系统发展起来的用药监管模式,是将医生在临床用药过程中的处方进行综合统计分析,从不同层面和不同角度反映医疗机构处方工作的整体和细分情况,为医疗机构管理层进行决策提供科学的数据支持,以达到合理用药,对用药进行监测、管理的目的。

处方点评是根据相关法规、技术规范,对处方书写的规范性及药物临床使用的适宜性（用药适应症、药物选择、给药途径、用法用量、药物相互作用、配伍禁忌等）进行评价,发现存在的或潜在的问题,制订并实施干预和改进措施,促进临床药物合理应用的过程。同时又对处方点评的原则做了定位:"处方点评工作应坚持科学、公正、务实的原则,有完整准确的书面记录,并通报临床科室及当事人。"《医院处方点评管理规范》（试行）同时就处方点评制度提出了具体要求,包括点评目的、点评责任、点评人员资质与素质要求、实施具体要求、结果评价、处理与改进等各项要求,使处方点评工作成为医院药学的一项常规工作。

通过建立处方点评管理体系,可以充分发挥临床药师的作用。药师对医、护、患用药进行指导,关注高警示、高风险及可能发生相互作用的处方,降低药物不良反应风险、避免医疗资源浪费,充分保障医院临床用药安全。各医疗机构应当建立健全并不断改进完善处方点评制度,为处方点评科学化、规范化和专业化的发展提供可靠的指导依据。

四、药物治疗管理

（一）临床路径管理

临床路径是指针对某一疾病建立一套标准化治疗模式与治疗程序，以循证医学证据和指南为指导来促进治疗和疾病管理的方法，最终起到规范医疗行为、减少变异、降低成本、提高医疗质量的作用。20世纪80年代，美国率先实施临床路径，不仅缩短了住院时间、降低了治疗费用，还达到了预期的治疗效果，随后澳大利亚、英国等国纷纷开始探索临床路径在各自国家的应用。2004年，美国卫生系统药师协会（American Society of Health-System Pharmacists，ASHP）发布了指导药学人员参与临床路径的指南，提出药学人员应参与到临床路径的制订、实施与评估环节。

为指导医疗机构开展临床路径管理工作，规范临床诊疗行为，提高医疗质量，保障医疗安全，原中国卫生部于2009年发布了《临床路径管理指导原则》（试行），明确要求药学人员参与临床路径的制订，同时在《三级综合医院评审标准实施细则》中将"临床药师参与临床路径""临床药师为实施临床路径患者建立药历"纳入医院药事和药物使用管理考核中。2011年4月，国家发改委和原卫生部联合下发了关于《开展按病种收费方式改革试点有关问题的通知》，并遴选了104个病种供参考，旨在通过按病种收费推进我国医疗服务定价机制改革。然而，要真正落实这项措施，一个重要的基础就是实施临床路径管理。在此管理模式下，临床药师运用专业特长，有针对性地向医务人员、患者提供直接的、负责任的、与药物使用有关的服务，制订标准用药方案，以提高药物治疗的安全性、有效性和经济性，这与临床路径高效率、高品质和"减少医疗费用、合理运用资源"高度一致。

目前，多种因素致药物不良反应发生的情况有逐年上升趋势，药物不良反应关系到人民的生命与健康，某些严重者则可致残或致死。在临床路径管理中，临床药师可进行药学监护，以提高药物的治疗效果，降低药物不良反应发生率。目前我国不合理用药现象较为严重。由于对本专科药物的适应证、禁忌证、特殊群体（老人、妊娠、肝肾功能障碍患者）等情况的了解较为充分,临床药师可为临床路径药品的选择提供最佳的药物种类。

在未来的临床诊疗规范管理、临床药学服务的实践中,临床路径必将显示出其重要性和优越性。作为在医院工作的药学专业人员则必须关注它的发展并采取积极的应对准备,在全程化药学服务中接受挑战。

(二)药学门诊

发达国家实践证明,药师通过开设药学门诊,直接面向患者开展药学服务,对提高药物治疗水平、降低药物治疗费用具有显著作用。开展药学门诊工作,对推动临床药学加速发展,助力医院药学转型,具有重要意义。药师通过门诊直接面向患者提供服务,是药师提高临床核心竞争力的重要切入点。

国家卫计委《关于加强药事管理转变药学服务模式的通知》(国卫办医发〔2017〕26号)建议,有条件的医疗机构可以开设药师咨询门诊,为患者提供用药咨询和指导;《国家级区域医疗中心设置标准》(综合医院)规定有关药学服务能力的其中一项指标是"药学门诊"每年度服务患者例数大于或等于200例。

药物治疗管理(medication therapy management,MTM),是指具有深厚药学知识、技术、能力等专业优势的药师为患者提供的用药指导、咨询、教育等专业药学服务,其目的在于提高患者用药的安全性、有效性与依从性,进而培养患者正确的自我用药习惯及减少不良反应事件的发生。MTM服务发起于20世纪90年代的美国,2003年经美国国会通过的医疗保险现代化法案明确规定,医疗保险中的D类承保公司要为其受保人提供MTM服务。

近年来,我国政府也在不断摸索适用于我国国情的药学服务与发展方向。目前,国内已有多家医院开设了抗凝药物、精准用药、特殊人群(孕产妇、儿童、老人等)用药、慢性病长期用药安全等药学门诊;门诊开设方式有药师医师联合门诊、药师综合门诊、药师专科门诊等。药师门诊主要服务为药物治疗管理服务,针对慢性病、特定疾病的患者用药进行精准管理。参考美国MTM模式,结合中国医疗机构的实际情况,药学门诊的服务内容为：①药物治疗评估。建立患者信息档案、回顾病史、用药史，评估药物治疗情况与药物不良反应等相关问题；②为患者制订个人用药记录，方便患者居家用药管理、就医时向其他医务人员提供用药信息；③提出药物治疗的干预方案；④提供个体化用药教育；⑤解答患者关于用药的问题；⑥随访，跟进药物治疗情况，预约复诊。

2013 年，世界药学大会明确提出：没有付费的药学服务是不可持续的。且从发达国家的历史经验来看，合理收费是专业技术服务行业良性可持续发展的必然要求。为保证药学服务工作的可持续发展，部分医疗单位在摸索开设收费药学门诊，或先开设免费药学门诊最终实现收费（《关于推进药学门诊工作的通知》（粤药会〔2017〕26 号））。

（三）社区/居家药学服务

随着我国医药卫生体制改革的推进，以社区医院为代表的基层卫生服务机构已成为新型医疗卫生体系中非常重要的成员。"小病进社区，大病进医院"的格局逐步形成，大多数的慢性患者将进入社区卫生服务中心进行治疗和随访。而目前我国的临床药学服务大多局限于大型三甲医院内，受众面窄，未来的药学服务应普及到各级医疗机构、养老院、家庭病床、社会保健机构、药品工业等，社区卫生服务全程化药学服务模式将成为临床药师服务的新方向。

我国老年慢性病患者的人数日益庞大，已成为不容忽视的社会问题。依据疾病特点和我国的医疗现状，药物治疗和社区治疗是防治老年人疾病和慢性疾病的主要方法，老年人和慢性病患者社区/居家合理用药问题越来越为人们所关注。

社区药学服务的宗旨在于采取有效措施使广大居民的卫生服务需求得到满足，致力于维护广大居民的身心健康，以社区甚至家庭为服务范围，以慢性病患者、老年人群、儿童以及广大居民为重点服务对象，确保各项社区医疗技术以及资源得到合理利用，为广大居民提供健康教育、机体恢复、疾病预防和卫生保健等一体化服务，有助于促进广大社区居民生活品质的提高和改善。

目前各级医院院内药学服务已形成一定的工作模式,但出院后在社区和家庭随访还是一个薄弱环节,其原因在于社区的医疗资源相对不足以及我国现行医疗体制不健全等多方面因素,许多慢病患者只是间断地接受住院期间的药学监护,而出院后由于缺乏连续正确的用药指导,部分患者用药依从性逐渐减弱,病情不能得到有效控制。为此,建立慢病患者药学服务向社区环节延伸的理念是延缓慢病病情发展,降低再住院率的关键。目前部分社区医疗机构已逐渐开展药学服务,但也面临着模式落后,技术人才配置低,缺乏服务标准或规范,服务对象不够精准等问题,这些问题都制约着社区药学服务的顺利开展。

虽然在很多地方卫生政策中明确提出有条件的单位可以将药师纳入家庭医生团队,但在全国范围内,药师加入的案例并不多见。研究显示,社区药师的知识和业务能力还不足以完全胜任当前的社区药学服务,这是药师目前无法大规模加入家庭医生团队的原因之一。在广东省等有条件的地区,已有几支团队积极为推进药师参与社区和家庭药学服务做出大胆尝试。

五、新媒体药学服务

"互联网＋"给信息传播带来颠覆性变化,媒体格局、舆论生态、收视对象、传播技术等都在发生着深刻变化。临床药学在发展过程中依托互联网在药事管理、药学服务中进行了大量探索。新媒体不仅是一个大家能够进行分享、开阔眼界的全新平台,更是一个充满期待的、能够体现和宣传药师作用与价值的全新平台。互联网技术有利于弥补医患之间的信息不对称,从而使医生、药师和患者走向相对稳定的朋友式关系。目前,新媒体药学的发展主要由医院推动。

（一）远程药学服务

远程药学服务以网络为媒介,以药学及临床医学专家库为技术支持,开发远程临床药学咨询、患者药学服务和远程处方点评等药学服务模块,以开展远程临床药学服务。浙江某医疗机构成立了全国首个公立三甲医院线上院区,线上全新的服务流程为药师处方审核带来了新的挑战。为此，该院成立了"云药房研究中心"，构建互联网审方平台，探索远程药学服务，以及后续的物流配送研究。政府方面也做出了探索，比如成都市食品药品监督管理局发布《关于做好执业药师远程药学服务相关工作的通知》，为零售药店落实执业药师审方制度提供了一个可操作的办法。通过门店与终端连线，远程药师服务不再局限于药师审方，还可以药师间远程连接，"面对面"交流。

（二）移动终端平台

"智慧药师"APP 基于循证医学数据库，针对慢性疾病为普通患者提供安全、精准、合理的用药指导；"用药助手"、"医口袋"和"临床指南"等APP 为专业的临床药师提供最新的用药信息，及时为临床药师提供权威的用药选药依据。许多医疗机构基于微信平台，针对"如何使用特殊剂型的药物"等一系列主题进行患者用药教育，药师将制作成的宣教材料放到微信公众号上，供医务工作者和患者随时学习，大大节省了医务工作者的操作和患教时间。还有部分医疗机构开发的药学服务微信平台兼具健康用药信息、药物信息查询和业务简介及交流等功能，其中药物信息查询有别于简单的药品说明书查询系统，其提示内容个性化、专业化；用药提示由药师依托说明书编写，内容高度凝练，重点突出，实际为精简版的用药教育，帮助患者安全用药。

（三）其他

微视频也成了用药宣传的手段之一，有医疗机构将患教内容拍摄成视频，患者扫码就能观看，针对患者进行科普教育，可以减少医患沟通障碍，提高用药依从性。另外，药师主导录制的各类视频、自制动画小短片等科普教育，都将成为药学服务的新形式。其他形式的新媒体药学服务形式包括制作"漫画式"原创科普、利用网易公开课平台等，临床药师以网课形式指导大众如何正确使用药物也是合理用药的重要组成部分。

第五节　药学科研

临床药学是我国医院药学发展的主流方向,开展临床药学工作,既能提高临床用药的合理性,也能保障患者用药的有效性和安全性。临床药学作为一门学科,教育改革无疑是引领发展的突破口,而药学服务将为这个学科的发展奠定扎实的基础。临床药学相关科研的突破与发展势必是临床药学作为学科建设的最好着眼点。未来在卫生行政主管部门的指导下,有行业协会的引领,有重点专科建设的支持,临床药学的学科发展也将迎来更多的机遇。

临床药学科研主要是围绕临床安全、有效、合理用药和监管注册开展的相关科学研究,包括新药临床评价、药动学/药效学研究、药物相互作用等。近年来,临床药学科研也取得了一系列科研成绩,代表性成果见表3-7。

表3-7　临床药学科研获省部级以上科技奖项(1992—2022年)(基于上报数据统计)

省份	单位	奖项名称	获奖时间	获奖类别
福建	福建医科大学附属第一医院	胆石症患者胆道细菌的研究	1992	福建省科学技术进步奖一等奖
山东	山东大学齐鲁医院	中国人 N-乙酰化代谢表型及其与五种疾病相关性研究	1999	山东省科技进步二等奖
重庆	重庆市中医院	更年宁心胶囊治疗更年期综合征新药研究与产业化开发	2003	中华中医药学会科技进步三等奖
浙江	浙江大学医学院附属第一医院	血浆中中药活性成分的高效液相色谱测定方法及其在药代动力学中的应用	2005	甘肃省科技进步二等奖
湖北	华中科技大学同济医学院附属同济医院	中药板蓝根清热解毒的基础研究	2006	中华中医药学会科学技术奖二等奖

续表

省份	单位	奖项名称	获奖时间	获奖类别
河北	白求恩国际和平医院	神经甾体参与阿片类药物成瘾机理研究	2007	河北省科技进步奖一等奖
重庆	重庆市中医院	坤泰胶囊替代雌激素治疗更年期综合征作用机理研究与临床研究	2008	中华中医药学会科技进步一等奖
重庆	重庆市中医院	一种治疗更年期综合征的中药复方制剂及制备方法	2008	重庆市科技发明二等奖
湖北	华中科技大学同济医学院附属同济医院	中药板蓝根清热解毒实质研究	2008	湖北省科技进步奖一等奖
北京	解放军总医院	军队药品安全风险监测管理平台的构建与运行	2010	军队科技进步二等奖
福建	福建医科大学附属第一医院	数字化虚拟肝脏及治疗计划系统	2010	福建省科学技术进步奖二等奖
甘肃	原兰州军区兰州总医院	基于神经内分泌免疫调节理论的抗糖尿病中药药效学模型体系的建立和应用	2010	甘肃省科技进步一等奖
湖北	华中科技大学同济医学院附属协和医院	当归多糖铁复合物治疗铁代谢障碍性贫血的研究	2010	湖北省科技进步二等奖(第二完成人)
湖北	华中科技大学	金线莲苷衍生物 KD10 降血糖新药研究	2011	湖北省科技进步奖二等奖
湖北	湖北省人民医院	更昔洛韦葡萄糖注射液的新药研制	2011	湖北省科技进步三等奖
陕西	空军军医大学第一附属医院	新药研发中关键分析技术的建立与应用	2011	陕西省科技进步一等奖
浙江	浙江大学医学院附属第一医院	葛根素注射液不良反应的研究和应用	2011	浙江省科技进步二等奖
福建	联勤保障部队第九〇〇医院	复方中药多元定时和定位缓释给药系统的研究	2012	福建省自然科学二等奖
甘肃	兰州大学第一医院	苦豆子生物碱药动学及其新型给药系统研究	2012	甘肃省科技进步二等奖
甘肃	兰州大学第一医院	治疗带状疱疹病毒的新药苦豆子总碱凝胶的研发	2012	甘肃省科技进步二等奖
河南	郑州大学第一附属医院	经血传播的 HIV 感染流行特征及其防控措施的建立与研究	2012	中华医学科技奖一等奖

省份	单位	奖项名称	获奖时间	获奖类别
河南	郑州大学第一附属医院	多囊卵巢综合征源性人胚胎干细胞和间充质干细胞的基础及应用研究	2012	河南省科学技术进步奖一等奖
湖北	湖北省人民医院	二乙酰氨乙酸乙二胺葡萄糖注射液的新药研制	2012	湖北省科技进步二等奖
湖南	中南大学湘雅三医院	高血压降压疗效个体差异的机制研究	2012	湖南省科技进步奖二等奖
四川	西南医科大学附属医院	天然药物有效成分分离、类似物合成及药效和临床应用研究	2012	四川省科学技术进步二等奖
浙江	浙江大学医学院附属第一医院	葛根素注射液不良反应的研究和应用	2012	浙江省科学技术奖二等奖
甘肃	联勤保障部队第九四〇医院（原兰州军区兰州总医院）	藏药镰形棘豆总黄酮抗氧化及防紫外线辐射作用的基础与应用研究	2013	甘肃省科技进步二等奖
黑龙江	哈尔滨医科大学附属第二医院	M3受体——心肌保护的新靶点	2013	教育部自然科学奖一等奖
湖南	中南大学湘雅三医院	高血压降压疗效个体化差异机制研究	2013	湖南省科学技术进步奖二等奖
浙江	浙江大学医学院附属第一医院	晚期非小细胞肺癌化疗方案的优化及其临床应用评价	2013	浙江省科学技术奖三等奖
福建	福建医科大学附属第一医院	提高肝癌外科疗效的关键技术体系的创新和应用	2014	国家科学技术奖二等奖
甘肃	联勤保障部队第九四〇医院	从HPA轴角度研究胰岛素抵抗的机制及中药地黄寡糖的干预作用	2014	甘肃省科技进步二等奖
甘肃	联勤保障部队第九〇〇医院	数字化药房的构建及其临床应用	2014	军队医疗成果三等奖
甘肃	联勤保障部队第九四〇医院（原兰州军区兰州总医院）	藏药独一味新药创制与推广应用	2014	甘肃省科技发明一等奖
海南	海南医学院第一附属医院	鼻咽癌发生与干预相关因子的基础研究	2014	海南省科技进步二等奖
海南	海南医学院第一附属医院	心血管疾病发生相关干、祖细胞因子的作用机制研究	2014	海南省科技进步二等奖

续表

省份	单位	奖项名称	获奖时间	获奖类别
黑龙江	哈尔滨医科大学附属第二医院	中药注射剂对药物代谢酶CYP450的调控作用及机制研究	2014	黑龙江省科学技术奖（自然）二等奖
湖北	湖北省人民医院	中药制剂关键技术研究	2014	湖北省科技进步三等奖
湖南	中南大学湘雅三医院	特色植物功能成分高效利用关键技术创新与产业化	2014	湖南省科技进步一等奖
江苏	南京大学医学院附属鼓楼医院	雪荔组方活性部位及制剂研究	2014	江苏中医药科学技术奖二等奖
北京	解放军总医院	医院药学一体化教学培训体系建设	2015	军队教学成果一等奖
甘肃	联勤保障部队第九四〇医院（原兰州军区兰州总医院）	藏药现代化与独一味新药创制、资源保护及产业化示范	2015	国家科学技术进步二等奖
甘肃	联勤保障部队第九四〇医院	抗高原缺氧损伤药物研究平台和关键技术体系的建立与相关药物研发	2015	甘肃省科技进步一等奖
甘肃	原兰州军区兰州总医院	从HPA轴角度研究胰岛素抵抗的机制及中药地黄寡糖的干预作用	2015	甘肃省科技进步二等奖
甘肃	联勤保障部队第九〇〇医院	基于载药亚微乳技术的环孢素滴眼液的研究	2015	军队医疗成果三等奖
黑龙江	哈尔滨医科大学附属第二医院	药物临床评价平台及技术应用	2015	省政府科学技术奖（进步）一等奖
湖北	湖北省人民医院	慢肝宁片的开发与应用	2015	湖北省科技进步三等奖
陕西	空军军医大学第一附属医院	新型色谱分离材料的研发与应用	2015	陕西省科技进步一等奖
四川	四川大学华西医院	高质量循证医学证据生产和质量控制关键方法学的创新与转化研究	2015	教育部科学技术进步奖二等奖
浙江	浙江大学医学院附属第一医院	中药有毒成分物质基础、体内过程及其应用研究	2015	浙江省科学技术奖二等奖
浙江	浙江大学医学院附属妇产科医院	基于释放控制的复合载体的构建及其应用	2015	浙江省科学技术奖三等奖

省份	单位	奖项名称	获奖时间	获奖类别
河南	郑州大学第一附属医院	面向多端共享的远程医疗体系构建与关键技术	2016	河南省科学技术进步奖一等奖
湖北	华中科技大学同济医学院附属协和医院	移植患者精准免疫抑制治疗的临床药学关键技术	2016	湖北省科技进步一等奖
湖南	中南大学湘雅三医院	异种移植生物安全关键技术及示范	2016	湖南省技术发明奖一等奖
湖南	中南大学湘雅三医院	药物早期临床试验技术及质量体系研究与建设	2016	湖南省科学技术进步奖二等奖
江苏	苏州大学附属第一医院	血管狭窄性疾病干预的创新与应用	2016	江苏省科学技术奖三等奖
甘肃	联勤保障部队第九四〇医院	抗高原缺氧药物研究技术新方法的建立及在高原药学研究中的应用	2017	军队科技进步二等奖
黑龙江	哈尔滨医科大学附属第二医院	难溶性中药新型自乳化给药系统的构建	2017	黑龙江省政府科技进步二等奖
湖北	华中科技大学同济医学院附属同济医院	基于合理用药评价指标的精准药学服务模式	2017	湖北省科技进步奖二等奖
湖南	中南大学湘雅医院	重大慢性疾病发生与药物反应差异的基因组学研究	2017	湖南省自然科学奖一等奖
重庆	重庆市中医院	中医药特色技术防治痹病的集成示范研究	2018	重庆市科技进步二等奖
重庆	重庆市中医院	重庆道地新药材山银花的系统性研究及产业化示范	2018	重庆市科学技术二等奖
黑龙江	哈尔滨医科大学附属肿瘤医院	离子通道异常在心血管疾病中的作用及机制研究	2018	黑龙江省科学技术奖一等奖
黑龙江	哈尔滨医科大学附属第二医院	干细胞移植修复心脏的新机制与新靶点研究	2018	黑龙江省科学技术奖二等奖
湖北	湖北省人民医院	丙氨酰谷氨酰胺原料药及注射液制备的关键技术	2018	湖北省科技进步二等奖
湖南	中南大学湘雅医院	基于药物基因组学的高血压个体化治疗策略、产品与推广应用	2018	国家科技进步二等奖
湖南	中南大学湘雅医院	国内首仿枸橼酸西地那非片的药代动力学和生物等效性研究	2018	湖南省科学技术进步奖

续表

省份	单位	奖项名称	获奖时间	获奖类别
四川	西南医科大学附属医院	药物缓控释及靶向制剂关键技术创新与应用	2018	四川省科学技术进步二等奖
新疆	石河子大学医学院第一附属医院	新疆特色植物药香青兰新药发现与早期成药性评价的基础研究	2018	兵团科技进步二等奖
新疆	石河子大学医学院第一附属医院	新疆中药民族药研究与开发中关键技术的集成与应用	2018	新疆维吾尔自治区科学技术进步二等奖
安徽	安徽医科大学	天然活性产物丹皮酚、褪黑素调控内质网应激发挥抗肿瘤作用研究	2019	安徽省科学技术奖一等奖（自然科学类）
安徽	皖南医学院弋矶山医院药物临床评价中心	基于定量临床药理学的药物临床评价关键技术与应用研究	2019	安徽省科学技术奖二等奖
福建	福建医科大学孟超肝胆医院	肝细胞癌早期诊断和预后判断的分子标志物筛选及临床应用	2019	福建省科学技术进步奖一等奖
福建	联勤保障部队第九〇〇医院	婴幼儿血管瘤综合治疗的方法改进	2019	福建省科技进步三等奖
黑龙江	哈尔滨医科大学附属第二医院	缺血敏感性 miRNAs 调控心肌细胞凋亡分子网络及靶点研究	2019	省政府科学技术奖（自然）一等奖
河北	河北省人民医院	心肌重构的分子生物学机制及干预研究	2019	河北省科技进步奖二等奖
湖南	中南大学湘雅三医院	高血压及相关疾病防控管理体系的建设与应用	2019	湖南省科学技术进步奖一等奖
江西	南昌大学第一附属医院	OATPs 在药物体内转运、相互作用及药物疗效中的作用及机制	2019	江西省自然科学二等奖
辽宁	大连医科大学附属第二医院	基于新靶点对天然酚酸类化合物干保护作用筛选和开发应用	2019	辽宁省科技进步二等奖
陕西	空军军医大学第一附属医院	军队特需药品关键技术与产品的研发	2019	军队科技进步一等奖
四川	西南医科大学附属医院	新型药物制剂关键技术创新与应用	2019	四川省科学技术进步三等奖
浙江	浙江大学医学院附属第一医院	基于品管圈的医疗质量改进行为多元化运行模式构建及示范研究	2019	浙江省科学技术奖三等奖
甘肃	联勤保障部队第九四〇医院	高原军事作业环境下机体药物处置机制与合理用药策略	2020	军队科学技术奖一等奖

省份	单位	奖项名称	获奖时间	获奖类别
河北	河北医科大学第二医院	基于色谱技术的中药活性成分快速辨识与绿色质量控制研究	2020	河北省科技进步奖二等奖
湖北	华中科技大学同济医学院附属同济医院	体外培育牛黄临床价值的创新与应用	2020	湖北省科技进步奖二等奖
湖南	中南大学湘雅三医院	药源性肾损害的机制及防控策略的创新与应用	2020	湖南省科学技术进步奖二等奖
湖南	中南大学湘雅三医院	重大慢病防控的信息化标准和决策支持的关键技术研发及应用	2020	湖南省科技进步二等奖
浙江	杭州市第一人民医院	克服肺癌耐药的关键技术创新与临床应用研究	2020	浙江省科学技术奖二等奖
浙江	浙江大学医学院附属第一医院	新冠肺炎应急药学体系的建立与应用	2020	浙江省科学技术奖三等奖
黑龙江	哈尔滨医科大学附属第一医院	黑龙江省毒物检测平台的建立及临床应用	2021	黑龙江省科学技术奖二等奖

一、新药临床评价

我国的新药临床评价始于 20 世纪 80 年代药物临床试验机构的建立，其后不断得到发展和完善。新药临床评价为临床研究机构对不同类别新药物的临床试验，包括以健康人体进行的、确定新药安全有效剂量、体内处置过程、耐受性、药代动力学特征等为目的的 Ⅰ 期临床试验；以仿制药监管注册、质量控制为目的的仿制药质量和疗效一致性评价（生物等效性）试验，以评价新药有效性、安全性为目的的 Ⅱ、Ⅲ 期临床试验；以观察新药上市后广泛使用条件下的药物的疗效和不良反应、评价在普通或者特殊人群中使用的利益与风险关系以及改进给药剂量为目的 Ⅳ 临床试验。2019 年8 月 26 日，《中华人民共和国药品管理法》由第十三届全国人大常委会第十二次会议修订通过，自 2019 年 12 月 1 日起施行，药物临床试验机构由资质认定改为备案管理。

国家食品药品监督管理局 2004 年颁布《药物临床试验机构资格认定方法（试行）》，2009 年颁布《药物临床试验机构资格认定复核检查标准》，

2015年颁布《药物临床试验机构资格认定检查细则（试行）》，明确了药物临床试验机构的准入和审核复核标准。2011年，国家颁布重大新药创制科技重大专项"十二五"实施计划。我国"新药创制"科技重大专项启动，国家政府层面加大了投入。2013年，国家食品药品监督管理局下发《关于开展仿制药质量一致性评价的通知》和《仿制药质量一致性评价工作方案》，分期分批对2007年修订的《药品注册管理办法》实施前批准的基本药物和临床常用仿制药进行质量一致性评价。

2011—2018年的8年间，国家食品药品监督管理局药品审评中心（现国家药品监督管理局药品审评中心，Center for Drug Evaluation，NMPA，简称CDE）共颁布了27个"临床试验"相关的指导原则；2019—2022年4月，CDE共颁布71个"临床试验"相关的指导原则，由此可以看出临床试验在药物研发过程中的重要性。

2019年8月26日，新修订的《中华人民共和国药品管理法》第二章《药品研制和注册》中，较大篇幅涉及药物临床试验。自此开始，国家依次下发一系列关于药品研发的法规规定。

2019年11月底，国家药监局发布101号公告《药物临床试验机构管理规定》，并于同日下发《关于做好药物临床试验机构备案工作通知》，自2019年12月1日起实施，药物临床试验机构由资格认定转为备案制。

2020年3月30日，市场监督管理总局27号令公布《药品注册管理办法》，28号令公布《药品生产监督管理办法》，两部规章于2020年7月1日起正式实施，将药品类别进行了修订，同时增加药物临床试验相关章节。

2020年4月23号，国家药监局、国家卫生健康委共同发布新版《药物临床试验质量管理规范》，自2020年7月1日实施。这是时隔17年后更新了药物临床试验的要求。该规范无论是篇幅还是要求，与2003版相比均有较大改变，药物临床试验在药品研发中地位得到提升，标志着我国GCP（药物临床试验管理规范，Good Clinical Practice）体系与ICH-GCP体系的全面接轨。

2020年6月3日，国家药监局发布2020年第37号通告《药物临床试验必备文件保存指导原则》，配合《药品管理法》《疫苗管理法》《药物临床试验质量管理规范》等相关法规实施，自 2020 年 7 月 1 日起施行，2003 版保存文件是作为 GCP 的附件发布的，而此次国家药监局是作为指导原则发布的要求。

　　近几年，国务院、国家食品药品监督管理局发布了一系列指导性文件、政策、规范、标准，极大提高了新药临床试验相关管理和研究水平，以及新药的审评速度和药品质量。制药企业观念发生转变，药物临床试验机构的研究水平、软硬件设备设施、重视程度等方面步入前所未有的良性循环，机构和专业数量不断增加，研究质量和承接能力进一步完善、提高。

　　2019 年 12 月 1 日开始实施药物临床试验机构备案制，药物临床试验机构由资格认定转为备案制，所有药物临床试验机构全部重新备案。截至 2023 年 4 月底，共有 1230 家药物临床试验机构备案，见图 3-1。

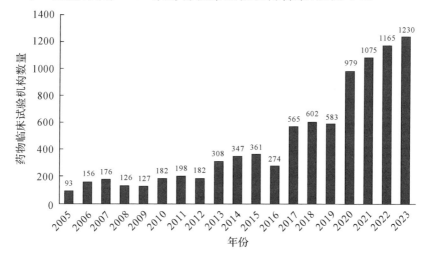

图 3-1　2005—2023 年我国药物临床试验机构数量分布

　　截至 2022 年 3 月，全国已有 133 家（包括军队医院）医疗机构通过干细胞临床研究机构的备案，见图 3-2。这表明细胞治疗、基因治疗等新兴领域也进入快速发展时期。

　　与此同时，我国也颁布多项与医疗器械临床试验相关的法律法规。

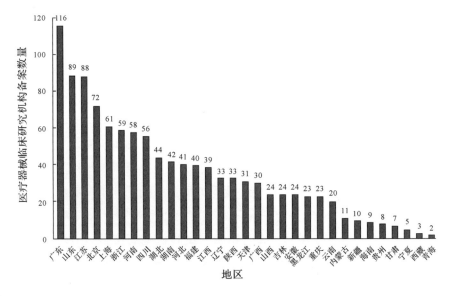

图 3-3　我国医疗器械临床研究机构备案地区分布

二、(群体)药动学/药效学(PK/PD)模型研究

近年来,PK/PD 模型受到越来越广泛的关注,这一模型是将 PK 和 PD 两个相互关联的动力学过程有机地结合起来,同时探讨机体对药物的作用及药物对机体的作用。更全面准确地了解药物效应随剂量(浓度)及时间而变化的规律,从而为临床用药的安全性和有效性提供更为科学的理论依据。

大量临床研究与实践发现,人体的药动学与药效学存在极大的个体差异。群体分析法将群体而不是个体作为研究对象,得出的群体参数能反映整个群体的平均水平;对个体的生理病理学特征进行定量,还能反映出群体中个体之间的差异。

临床药师在进行血药浓度监测和基因检测的过程中可借助先进的计算机软件进行(群体)药动学和药效学结合分析,建立针对不同药物、疾病和特殊患者人群的(群体)PK/PD 模型,并根据模型拟合预测合适的给药剂量。

三、药物相互作用研究

药物相互作用是指同时或在一定时间内、由先后服用两种或两种以上药物后所产生的复合效应，可使药效加强或副作用减轻，也可使药效减弱或副作用增加。药物相互作用的发生可分为药动学或/和药效学相互作用，药效学相互作用包括无关、协同、相加和拮抗 4 种；药动学相互作用主要指药物在吸收、分布、代谢和排泄方面的相互影响。

其中代谢方面相关的药物相互作用占 40％以上。这是因为绝大多数药物在肠道和/或肝脏中经过细胞色素 P450（CYP 酶）代谢，CYP 酶被抑制或被诱导是导致药物相互作用的主要原因。例如，奥美拉唑竞争性抑制肝移植患者中他克莫司经 CYP3A4 的代谢，这种影响在 CYP2C19 慢代谢者中尤为突出，因此，合用奥美拉唑时，他克莫司的药物精准治疗有必要同时检测 CYP2C19 * 2、CYP2C19 * 3 和 CYP3A5 * 3。然而，选择雷贝拉唑、泮托拉唑就可以降低与他克莫司相互作用的风险，而且不受 CYP2C19 基因型影响。

药物转运蛋白也是产生药物相互作用的重要因素。肝脏通过药物转运蛋白对某些药物具有主动摄取和浓集的作用，药物对这些转运蛋白的抑制也是产生药物相互作用的重要原因之一。例如大环内酯类抗生素克拉霉素、红霉素、罗红霉素均可抑制普伐他汀经肝脏 OATPs 摄取，导致普伐他汀血浆药物浓度升高。因此，临床大环内酯类抗生素和普伐他汀联合应用时，应警惕转运体介导的药物相互作用发生。

临床药学是我国各大医院药学发展的主流方向，开展临床药学工作，既能提高临床用药的合理性，又能保障患者用药的有效性和安全性。临床药学作为一门学科，教育改革无疑是引领发展的突破口，而药学服务将为这个学科的发展奠定扎实的基础；同时，临床药学相关科研的突破与发展势必是临床药学作为一个学科建设的最好着眼点。未来在行业协会的引领下，在重点专科建设的支持下，临床药学的学科发展也将迎来更多的机遇。

三、药物相互作用研究

药物相互作用是指同时或在一定时间内、由先后服用两种或两种以上药物后所产生的复合效应,可使药效加强或副作用减轻,也可使药效减弱或副作用增加。药物相互作用的发生可分为药动学或/和药效学相互作用,药效学相互作用包括无关、协同、相加和拮抗 4 种;药动学相互作用主要指药物在吸收、分布、代谢和排泄方面的相互影响。

其中代谢方面相关的药物相互作用占 40% 以上。这是因为绝大多数药物在肠道和/或肝脏中经过细胞色素 P450(CYP 酶)代谢,CYP 酶被抑制或被诱导是导致药物相互作用的主要原因。例如,奥美拉唑竞争性抑制肝移植患者中他克莫司经 CYP3A4 的代谢,这种影响在 CYP2C19 慢代谢者中尤为突出,因此,合用奥美拉唑时,他克莫司的药物精准治疗有必要同时检测 CYP2C19 * 2、CYP2C19 * 3 和 CYP3A5 * 3。然而,选择雷贝拉唑、泮托拉唑就可以降低与他克莫司相互作用的风险,而且不受 CYP2C19 基因型影响。

药物转运蛋白也是产生药物相互作用的重要因素。肝脏通过药物转运蛋白对某些药物具有主动摄取和浓集的作用,药物对这些转运蛋白的抑制也是产生药物相互作用的重要原因之一。例如大环内酯类抗生素克拉霉素、红霉素、罗红霉素均可抑制普伐他汀经肝脏 OATPs 摄取,导致普伐他汀血浆药物浓度升高。因此,临床大环内酯类抗生素和普伐他汀联合应用时,应警惕转运体介导的药物相互作用发生。

临床药学是我国各大医院药学发展的主流方向,开展临床药学工作,既能提高临床用药的合理性,又能保障患者用药的有效性和安全性。临床药学作为一门学科,教育改革无疑是引领发展的突破口,而药学服务将为这个学科的发展奠定扎实的基础;同时,临床药学相关科研的突破与发展势必是临床药学作为一个学科建设的最好着眼点。未来在行业协会的引领下,在重点专科建设的支持下,临床药学的学科发展也将迎来更多的机遇。

第四章

临床药学的发展趋势

第一节　药学服务转型

　　与发达国家药学服务的普遍发展、地区差异小不同,我国药师在整体上尚未担当起用药安全的责任,药师工作基本处于传统的简单供应型模式。虽然有学者提出发展"全程化药学服务"的模式,但不可否认的是,我国药学发展存在严重的地区差异、城乡差异、医院之间的差异、医院与社会药房之间的差异等。2016年《国务院关于印发"十三五"深化医药卫生体制改革规划的通知》明确提到取消药品加成(不含中药饮片),通过调整医疗服务价格、加大政府投入、改革支付方式、降低医院运行成本等,建立科学合理的补偿机制,这意味着需要加快推进药学服务转型。

一、药学服务转型与药师立法

　　国家卫生健康委员会在对十三届全国人大一次会议第6449号建议的答复中,回答了药师立法的重点与难点,明确提出在药师法立法过程中,需重点解决以下问题:一是建立起我国的药师管理制度,明确药师的角色定位,界定药师法的适用人群,以及各有关部门在药师管理工作中的法定职责,理顺卫生健康与药品监管部门的职责范围;二是建立药师资格考试制度和执业注册制度,明确药师的准入条件和准入方式;三是明确药师的业务范围和权利、义务;四是规定药师的考核和培训要求;五是规定药师执业的法律责任。药师法立法涉及的部门多,关注的社会群体广,须着重处理好上述重点问题,才能有效推动立法工作。为推动民生福祉达到新水平,2021年5月印发的《国务院2021年度立法工作计划》中药师法草案预备提请全国人大常委会审议,药师立法工作持续向前推进。

国家已经通过一系列举措加强药师能力建设,只有药师们通过不断的努力,提高自身素质,才能为药师立法赢得更好的契机。国家已经努力加快推进我国的药师立法进程,旨在促进我国药师队伍的健康发展,保障患者的合理用药需求。未来必定会制定统一的药师法,改变现行的职称药师和执业药师的双轨制问题,并依法对药师的管理主体、药师资格准入与注册管理、药师权利与义务、药师继续教育、药师执业行为的监督管理以及相关的法律责任等,实行严格、有效的规范,以充分保障药师药学服务的质量和患者用药的安全、有效、经济。

二、药学服务转型与临床药师的角色完善

我国的药学服务正在经历从"以药品为中心"转变为"以患者为中心",从"以保障药品供应为中心"转变为"在保障药品供应的基础上,以重点加强药学专业技术服务、参与临床用药为中心"的巨大变化。药师的角色和药师提供的服务内容紧密联系,药师的角色随着学科的发展而不断完善,并且随着政策的制定显现出新发展的趋势。药学服务的转型与临床药学学科的关系,以及临床药学与医改政策不断推进的关系,日益紧密。

取消药品加成政策全面实施后,各地区学会、协会和业内人士对药学学科发展,药学服务的转变进行了多种探索,对于药学部门的发展方向,出现了不同的声音。在新医改政策不断推进的大背景下,2017年至今,国家卫生健康委和国家中医药管理局共同撰写,连续发布了《关于加强药事管理转变药学服务模式的通知》《关于加快药学服务高质量发展的意见》《关于印发加强医疗机构药事管理促进合理用药的意见的通知》,针对药学服务转型中所面对的问题,完整阐述了药学服务转型的重点与方式,并与一系列文件相互呼应,形成了全面的、药学服务转型的政策体系,描述了药学服务转型未来的发展方向。

这些政策强调了药学服务的重要性。确定合理用药为核心的药事服务是诊疗活动的重要内容,要求各级卫生健康行政部门(含中医药主管部门)和各级各类医疗机构必须高度重视药学服务,适应新形势、新要求,加快药学服务模式转变,加强药师队伍建设,并且探索构建适应人民群众需求的药学服务体系。2019年,国务院办公厅印发《关于加强三级公立医院绩效考核工作的意见》推动公立医院向质量效益型发展,也推动药师参与医院合理用药管理。临床药师作为合理用药的评估者和监测者,协同管理部门管理合理用药相关指标,助力公立医院高质量发展。同时,药学服务的这种探索离不开以患者为中心的内核。随着生活水平的不断提高,人民群众对于药学服务的需求也会越来越迫切,药学服务必将从广泛化、一致化转向个体化、定制化。目前,随着信息化技术的发展,药学服务已经有向外延伸的趋势。随着药物基因组学的进步,药学服务已经能满足部分精准和个体化的用药需求。在不远的未来,随着技术的不断铺开,人民群众可获得的药学服务更加全面,也更加精准。以患者为中心的药学服务理念也将得到更加充分地体现。

推进分级诊疗建设成为未来的发展趋势,构建上下贯通的药学服务体系也与国家多项举措保持一致。发展不平衡是我国经济发展的重要特征,也是我国药学技术发展的特点。自2010年起,国家高度重视临床药学服务的延伸和纵深发展。国家卫生健康委按照注重效果、深入基层、倾向贫困地区的工作思路,每年安排药师培训项目,对全国各地(重点是中西部地区)开展药物管理政策和合理用药培训,促进基层药师提高合理用药水平。2011年以来,国家卫生健康委员会利用中央财政支持,重点支持中西部省份的少数民族地区,并结合连片特困地区和民族地区扶贫开发工作,加强对贫困地区培训支持力度,主要培训基本药物临床应用指南和处方集以及合理用药知识技能,每年为中西部地区每个乡镇卫生院培训1名药学人员,已经累计培训基层药学人员近 20 万人次。同时,临床药师利用信息化手段,为门诊和住院患者提供个性化的合理用药指导。加强医联体内各级医疗机构用药衔接,对向基层医疗卫生机构延伸的处方进行审核,实现药学服务下沉。通过现场指导或者远程方式,指导基层医疗卫生机构医务人员提高合理用药水平,重点为签约服务的慢性病患者提供用药指导,满足患者新需求。基层药学人员的逐渐增多、基层药学人员的技能不断进步,对基层药学发展有着巨大的促进作用。药学服务将会覆盖到更偏远的地区。随着基层药学水平的提高,还会有配套政策的进一步推进,基层的临床药师队伍也会逐步建立。通过构建基层多学科队伍,促使基层药学人员提供更好的药学服务,发挥更为广泛的作用。

药师队伍建设将会继续加强。通过加强药学人员配备培养,使药学人员的数量和能力水平满足药学服务需要;通过深入落实临床药师制,进一步发挥临床药师作用;通过完善多种绩效考核管理机制,激发药师服务于患者、服务于临床的积极性。三个方面互相促进,相互影响,形成良性循环,最终,不仅患者能够获得更好的药学服务,药师的价值也会得到更为充分的体现。《关于加快药学服务高质量发展的意见》(国卫医发 2018〔45〕号)中指出,开展具有针对性、前瞻性的高层次临床药学人才培养。《关于做好医疗机构合理用药考核工作的通知》(国卫办医函 2020〔419〕号)中再次强调,卫健委与教育部应加强药学人才培养,适度扩大临床药学相关专业研究生招生规模,强化学科建设。

"互联网＋药学服务"健康发展是当前的发展趋势。通过加强电子处方规范管理,实行线上线下统一监管,探索提供互联网和远程药学服务,加快药学服务信息互联互通,探索推进医院"智慧药房"等。通过互联网与药学服务的紧密结合,促使药学服务更为广泛的延伸,如对慢病患者提供更全面、更具体的用药指导,对药品不良反应进行更广泛的收集,对特殊人群进行用药随访等。《全国医院信息化建设标准与规范(试行)》通过实现各药房、自动包药机、自动发药机的发药流程管理以及退药等功能管理,弱化药师的配方发药职能,对临床药师指导临床合理用药提供足够的信息系统支持。还对临床药师必须具备的移动业务工具提出了全面的要求。临床路径管理和临床药师制度共同作为药事管理的重要内容,需要临床药师参与到临床多学科合作中,为患者提供更全面的服务。由此可见,信息化和多学科合作是药学服务的新形势、新趋势。信息化与药学服务的结合过程中也会面临许多问题。保证"互联网＋药学服务"的真实性、准确性、可靠性和时效性,鼓励药师参与,形成更为规范的"互联网＋药学服务"队伍,是"互联网＋药学服务"亟待政策支持的重要方面。政策体现出未来药学服务转变的重要方向,随着新的科学技术的发展,药学服务也必然体现出与科技发展相适应的新特征。

三、药学服务转型与医疗机构转型

药事服务费是指医疗机构在提供医疗服务过程中收取的一项费用,主要用于补偿医疗机构向患者提供药品处方服务的合理成本。药事服务费根据医务人员提供药品服务的劳务价值核算,与销售药品的金额不直接挂钩。取消医院药品加成政策,代之以收取药事服务费弥补相关成本,有利于切断医疗机构和药品销售之间的直接经济利益联系。没有付费的药学服务不可能持续,药事服务费是药师价值的直观体现。在全面取消药品加成政策实施以后,国家已经通过多种配套政策推进药事服务费的试点,对医院进行补偿。在试点过程中遇到的各种问题,也会通过政策的调整而得到进一步的解决。我国药师的药学服务工作,必须明确药师开展药学服务的项目和服务标准,依据服务标准的实施探索药学服务收费的设立及量化指标,更能贴近患者,使公众认识到药学服务的价值。从发达国家的历史经验来看,药学服务收费是专业技术服务行业良性可持续发展的必然要求,通过完善药事服务费的相关法律法规,进一步强调药学服务的重要性,更有助于完善健康药学政策链条,最终让患者受益。

DRG(diagnosis related group,疾病诊断相关分组)支付的不断推进也会对药学服务转型有重要的影响。2019 年 6 月 5 日,国家医保局、财政部、国家卫生健康委、国家中医药局联合发布《关于印发按疾病诊断相关分组付费国家试点城市名单的通知》，并正式公布了《国家医疗保障 DRG 分组与付费技术规范》和《国家医疗保障 DRG(CHS-DRG)分组方案》两个技术标准，以促进 DRG 的试点工作。DRG 是一种根据患者年龄、疾病诊断、合并症、并发症、治疗方式、病症严重程度及转归等因素，将患者分入若干诊断组(DRG 组)进行管理的体系。医保支付方根据诊断组制定支付标准与医院进行直接结算。DRG 来源于美国，并在多个国家推广。中国幅员辽阔，各个省份发展不平衡，医疗保障水平不平衡，疾病谱也不完全一样。通过试点，探索每个城市的 DRG 支付方式，对未来建设有中国特色的 DRG 支付政策有重要意义。DRG 从根本上转变了医院诊疗思路，提供了更为先进的医保控费解决方案。DRG 支付不仅促使医院和医生主动控费，促进医院绩效体系的转变，也促进了医生与药师的紧密合作。通过探索临床药师在 DRG 支付中的角色，临床药师在多学科诊疗团队的地位进一步确立。在 DRG 支付中，药师必然会发挥重要作用，药学服务的转型也必然会在其推动下不断深入。

国家多项举措促使医疗机构改善收入结构，调整医疗服务价格，提高诊疗效率，最终目标是降低医保和患者负担，向以患者为中心转变，这与药学服务模式转变的趋势相一致。在未来更多相关政策的共同支持下，医疗机构转型与药学服务转型形成合力，最终促使患者受益，药师的价值得到更为充分的体现。

第二节　临床药学服务内涵建设

临床药学是现代药学与临床实践相结合的产物，探究如何安全有效地合理使用药物，实现针对性和个性化用药，以提高临床用药水平。主要工作内容包括参与临床用药方案制订、药品不良反应监测、药学信息与咨询服务、住院医嘱审核、用药监测与处方点评工作、治疗药物血药浓度监测、会诊、药物咨询门诊、个体化用药指导、药物研究等一系列工作，服务范畴逐步从院内向医联/医共体成员单位辐射,服务模式从线下拓展至线上线下的多元融合,时间轴从单次门诊/住院的系统性服务延伸至患者的全生命周期。

一、院内服务模式创新

随着我国临床药学服务工作实践地不断深入,传统临床药学服务如血药浓度监测、药物咨询门诊以及个体化用药指导内容等也必须与时俱进,不断深化。临床药师以服务患者为目的,将工作重心转移到临床用药工作上,如对患者进行用药合理性评估、药物治疗评价、治疗方案的制订与实施、随访评价及药物治疗管理等。临床药师将真正成为医疗团队中不可或缺的一员,最终实现以"患者为中心"的全方位药学服务。

(一)住院患者的个体化用药监护

临床药师工作采取专职、专科定点工作模式,参加临床科室的交接班、查房、疑难病例讨论等工作,深入参与临床诊疗工作,积极配合医生完成合理用药监管等相关工作,提高医院医疗质量管理与服务水平。根据疾病严重程度等特点对住院患者行药学分级监护,监测患者用药治疗效果,预测、评估与处理药物不良反应,并对患者开展相应的用药指导与教育,结合实际情况采取不同的服务形式,使临床药师工作渗透面广、针对性强、认同率高。

(二)门诊患者的药物治疗管理

借鉴美国经验,我国逐步兴起针对门诊患者的药物治疗管理(medication therapy management,MTM)服务模式。药物治疗管理是指具有药学专业技术优势的药师对患者提供用药教育、咨询指导等一系列专业化服务,从而提高用药依从性,预防患者用药错误,最终培训患者进行自我的用药管理,以提高疗效。其核心要素包括药物治疗回顾、个人药物记录、药物相关活动计划、干预和/或提出参考意见以及文档记录和随访。通过 MTM 服务,可以肯定临床药师的劳动成果,提高药师的服务积极性,培养锻炼我国药师人才队伍;同时,规范患者用药行为,促进患者合理用药,降低人民群众的用药负担。

二、医联体/医共体模式下药学服务整合发展

党的十九大报告指出:"我国社会主要矛盾已经转化为人民日益增长的美好生活需要和不平衡不充分的发展之间的矛盾",同时明确提出了"实施健康中国战略",深化改革医药服务模式。作为保障人民健康团队中的一员,临床药师也面临着更大的机遇和挑战。为了更好地服务患者,扩大患者受益面,我们临床药师也需要在传统的服务模式基础上,开展更多新的服务模式,比如医联体—医共体、互联网药学服务、居家药学服务。

党的十九大报告指出:"要完善国民健康政策,为人民群众提供全方位全周期医疗服务。深化医药卫生体制改革,全面建立中国特色基本医疗卫生制度、医疗保障制度和优质高效的医疗卫生服务体系,健全现代医院管理制度。"分级诊疗制度就是其中一项。由于现在我国临床药师队伍正处在逐步扩大阶段,整体人数相对不足,并且分布不均,大部分有经验的临床药师分布在一些大型的三甲医院,因此,医联体—医共体能够有效整合、共享医疗资源。作为临床药师,应该更多地参与到医联体—医共体中去,比如可以采取多点执业,定期让一些上级大型综合医院的临床药师到基层的医院开展联合查房、药学门诊、药学会诊、处方审核等工作,真正实现优质医疗资源在基层的落地,将公众被动的分级诊疗形式转化为主动的分级诊疗,从而提升服务品质和满意度,有序推进新医改的进程。

在互联网的条件下,积极建设分级诊疗模式,进而构建互联网十分级诊疗模式,逐步应用到医疗事业中。2015 年 7 月 4 日,国务院办公厅正式发布《关于积极推进"互联网十"行动的指导意见》,其中对"互联网十医疗"做出了说明,提出"到 2018 年在健康医疗领域互联网应用更加丰富,公共服务更加多元,社会服务资源配置不断优化"的发展目标。互联网、云计算等"互联网十"的发展和普及,将为我国分级诊疗体系的建立提供有力的支撑。临床药师也可以借此机会利用互联网更好更广泛进行药学服务,如借助远程可视设备为患者提供居家药学服务;借助一些智能可穿戴设备远程

监测患者血压、血糖等疾病指标,借助电子药盒来监测患者用药依从性;也可以和社区卫生所开展结对和患者签约,定点对患者进行随访,让临床药师在传统医院内服务的模式上"走出去",从而使患者足不出户就能享受到专业的药学服务。在"走出去"后,临床药师可以更好地宣传新的药学服务模式,比如开展 MTM(药物管理)门诊,让有更多需要专业、精准药学服务的患者主动"走进来"接受药学服务,从而提高广大群众对临床药师的认可度,使临床药学得到更好的发展。

三、智慧药学体系构建及应用

"智慧药学"的建设旨在运用合理用药知识管理的最新理念,整合先进的人工智能、数字化、信息化以及网络化等技术,建立网络化药师工作站、个体化用药监测平台、智慧化药房和智能化用药监管系统,实现临床用药全流程精细化、智能化管理。智慧药学在具体实施过程的形式是多样的,可以从构建一个全方位的集临床用药全处方点评、临床用药实时审查、临床合理用药规则管理、药学文献知识管理、信息交流与区域共享的系统出发,最终实现提高医疗服务质量和保障患者用药安全的目的。特别是随着对患者用药信息互联互通的要求日益增多,各医疗机构应积极参与发展智慧药学建设,探索研发临床药学工作软件,如全国统一的"临床药师工作站",通过完整记录患者从出生到死亡的用药史、疗效评估及不良反应发生情况,为临床治疗方案的制订和调整提供完整的参考资料;开发和引进互联网云药学服务,通过互联网和手机终端,开展患者在线用药教育和咨询指导,建立药师与患者之间的直接交流平台。对于处在药学信息化建设前沿的医疗单位,应不断完善用药管理系统,提升基于人工智能的合理用药、安全用药管理能力与水平,分享智慧药学建设经验,帮扶其他单位共同建设。

此外,药房智能化、自动化管理是未来药房发展的趋势。随着医改的推进及"互联网+"的发展,药房的智能化技术也需要不断变革。在传统药房服务领域实现精准智能调剂、全闭环院内物流服务、合理用药防护的基础上,实现业务场景的扩容,包括线上线下一体化、院外院内一体化、智能药柜药师一体化,其中线上、院外和智能药柜(智能取药)在未来医院药房中的比重将越来越大。

医院药房将结合互联网、移动和传感技术,协调医疗服务体系中各方的核心诉求,建立起对接包括患者、医院、药企、社保等多方,让资源在线上和线下有机结合的、全新的医疗生态系统。医院信息化、区域医疗信息的共享以及移动传感技术的进步将带来医疗数据的爆炸性增长。随着对结构性和非结构性医疗数据(如医学影像、照片等)分析能力的加强,医疗服务体系将实现从数据收集到数据分析再到数据应用的过渡,大数据将渗透到医疗体系的每个环节,改变每个参与主体,引领医院药房系统进入智慧时代。

第三节　临床药学理论、技术发展趋势

临床药学相关理论、技术的发展不仅大大推动了临床药学学科的可持续发展,同时也为提高临床药学的实践水平提供了有力的保障。未来,利用整体大数据发现规律,基于个体化"小数据"进行精准给药,将有望实现真正意义的个体化治疗。同时,随着人工智能技术与临床药学实践的深入融合,将进一步实现临床用药全流程精细化、智能化管理。

一、药学大数据

随着信息时代的来临,大数据因其海量、超大数据、数据处理技术的高度概括,且具有科学价值大、数据容量大、产生和更新速度快、数据种类多、变异性大等特点,越来越多地被提及、关注。2016 年,国务院办公厅发布《关于促进和规范健康医疗大数据应用发展的指导意见》,这对指导各地开展人口健康信息化建设和健康医疗大数据应用发展具有重要意义。

如何运用大数据为临床药学服务、提高临床用药合理性,正是当前及

未来临床药学研究和应用的热点。大数据可以帮助临床药师应对当前的数据爆炸,提供有效的分析手段,指导更有效合理的临床用药。

（一）药学大数据与循证药学

循证药学不同于传统的药物评价体系,它是在大数据的基础上进行分析的方法,要求药师应按照循证医学原理,系统地收集文献,对药物研究证据进行评价,从而获知药物疗效、安全性以及经济性等资料。循证药学可帮助临床药师评估药物在合理用药方案中的作用,指导临床医师在诊疗过程中合理应用药物。同时循证药学在推动药物治疗指南的制订与健全、制订超说明书用药的规范、监测超说明书用药的安全性、有效性、规范性,考察评价效益及风险等方面起着不可替代的作用。循证药学是今后药学工作发展的必然趋势,有望在今后的临床药学实践中得到进一步推广。

（二）药学大数据与真实世界数据

多年来,由于随机、对照与双盲等方法能够很好地控制临床研究偏移,随机对照试验(randomized controlled trials，RCTs)的循证等级一直处于较高的地位。然而,由于RCT研究设计过于严谨,受试者纳入排除标准过于严格,导致RCT数据与真实临床之间一直存在不可逾越的鸿沟。2016年年底,美国国会公布的《21世纪治愈法案》中也提出将采用真实世界研究(real-world study，RWS)产生的证据用于医疗器械的审批。真实世界数据(real-world data，RWD)是通过一系列手段(如电子健康病历、账单数据、疾病注册信息以及患者自身报告)获得的、与患者本身健康状况和/或卫生保健的供给相关的数据。基于多样化的真实世界数据体系形成的真实世界证据,已成为医疗卫生决策的重要来源(如药械监管、目录制订、指南制订、疾病管理等)。

2018年,卫健委药政司制定的《国家药品临床综合评价总体工作方案(2018—2020)(征求意见稿)》指出,我国将全面建立药品临床综合评价体系。药品临床综合评价,是在融合循证医学、流行病学、循证药学、药物经济学、卫生技术评估等知识体系的基础上,利用卫生技术评估方法及药品常规检测工具,汇总分析药品临床实践"真实世界数据",围绕药品的安全性、有效性、经济性、适宜性、可及性、可负担性、可获得性及合理用药等有关内容进行综合价值评估。药品临床综合评估结果将用于药品费用负担控制、临床用药结构调整、基药和短缺药目录的遴选和调整、医药创新研发等。

循证药学、真实世界研究和大数据研究的有机结合，相互补充，将进一步推动药物治疗相关的科学研究更好地为人民群众提供更精准、高效和便利的医疗健康服务。

临床药学大数据的优势在于，通过匹配推荐的治疗用药方案来推测风险和收益、发现病例，从多维度监测疾病进展，不仅可以管理个体用药，也可以管理群体用药；利用整体大数据发现规律，利用个体化"小数据"进行个体化精准医疗。

二、精准治疗

2015 年，美国提出精准医疗计划；同年 11 月，国家卫生计生委提出在我国启动精准医疗计划。自此人类正式迈进精准医疗时代。临床药学作为医疗过程中不可或缺的环节，在精准医疗时代，其地位将变得更加重要。未来临床药师将更加深入临床，参与药物治疗方案优化，实施以治疗药物监测、分子影像、基因检测、生物信息学等技术为依据的精准治疗。

（一）基于治疗药物监测技术的精准治疗

液相、液质联用、气质联用等技术的发展和普及，极大拓宽了治疗药物监测的药物种类和应用领域。未来治疗药物监测技术应具有测定速度更快、操作更加简便、取样量更少、灵敏高更高、抗干扰能力更强的特点，逐步实现居家、在线、实时监测。

（二）基于分子影像技术的精准治疗

分子影像技术是现代分子生物学与放射性核素示踪技术的有机融合，具有灵敏度高、分辨率高、成像直观、成像速度快等优点。未来分子影像技术可用于监测药物体内的药代动力学过程、实现靶向治疗。

（三）基于基因检测技术的精准治疗

药物相关基因检测作为精准治疗的重要组成部分，发展迅速。但多数药物相关基因，尤其转运体、受体基因，缺乏特异性和唯一性，存在未知和其他相关基因的影响。相关基因多态型数据多为基础研究，尚需大临床数据验证和更深入的代谢、转运、作用受体的机制研究，以解释、完善可能造成药物效应差异的机体和环境等因素。

（四）基于生物信息学技术的精准治疗

未来，利用生物信息学技术对公共数据库中的疾病谱、肠道菌群谱、基因组学、蛋白质组学、代谢组学、转录组学等数据进行配对、比较和整合，并结合实验验证，发现新的遗传标志物和靶点预警等，为中国人群多发复杂重大疾病的诊断、预防和安全有效用药提供理论依据、技术支持和人才储备。

三、智慧药学

"智慧药学"的建设旨在运用合理用药知识管理的最新理念，利用人工智能、5G和物联网等先进技术，建立网络化药师工作站、个体化用药监测平台、智慧化药房和智能化用药监管系统，将药师从烦琐的简单工作中解脱出来，开展更贴近患者、贴近医生的精准药学服务，实现临床用药全流程精细化、智能化管理。

智慧药学可以从构建一个全方位的、集临床用药全处方点评、临床用药实时审查、临床合理用药规则管理、药学文献知识管理、信息交流与区域共享的系统出发，发展智慧药学建设，契合智慧医疗的发展方向，符合健康中国发展的需求，具有前瞻性和现实意义，最终将实现智能性、精准性、实时性、互动性。

5G、人工智能和物联网正在时代的路口交汇，在5G时代，无论是"人的连接"，还是"万物互联"，都将自下而上地产生海量数据。人工智能通过收集海量数据，从数据中自动识别、学习模式和规则，可代替人工预测趋势、执行策略。5G、人工智能和物联网注定会携手同行，对智慧药学的建设具有深远意义。

四、中药传承与创新

中医药学博大精深,源远流长,在指导和解决中医临床合理用药问题、保证患者用药安全有效、提高医疗水平和医疗质量方面发挥重要作用。中药临床药学主要研究中药临床安全、有效、经济、合理用药中的问题以及中药与西药合理联合用药等方面的问题。一方面,优化用药方案,提高临床疗效。进一步探讨每一种药物在不同组方中的最佳用量,选择最佳服药时间和服药途径,寻找合理的中药组方配伍。另一方面,加强毒理研究,降低毒副作用。采用现代科技手段如多组学研究,阐明中药的最低有效量、极量、中毒量、致死量;对中药成分中导致人体过敏、中毒、致畸因子的生物活性成分的分离提取、研究;探讨中药依赖性和耐药性,降低中药毒副作用,促进中药的合理应用。

依据《中共中央国务院关于促进中医药传承创新发展的意见》及《关于加快中医药特色发展的若干政策》,推动未来中药传承与创新,对开展中药临床药学工作,提升中药学服务具有深远意义。

(一)挖掘和传承中药宝库中的精华精髓

加强典籍研究利用,编撰中华医藏,制订中药典籍、技术和方药名录,建立国家中药古籍和传统知识数字图书馆;加快推进活态传承,完善学术传承制度,加强名老中医学术经验、老药工传统技艺传承,实现数字化、影像化记录;收集筛选民间中医药验方、秘方和技法,建立合作开发和利益分享机制;实施中医药文化传播行动,把中医药文化贯穿国民教育始终,使中医药成为群众促进健康的文化自觉。遵循中医药发展规律,认真总结中医药防治新冠肺炎经验做法,破解存在的问题,更好发挥重要特色和比较优势,推进中医药和西医药相互补充、协调发展。

(二)加快推进中药科研和创新

围绕国家战略需求及中医药重大科学问题,建立多学科融合的科研平台;深化基础理论、诊疗规律、作用机理研究和诠释,开展防治重大、难治、罕见疾病和新发突发传染病等临床研究,加快中药新药创制研究;支持企业、医疗机构、高等学校、科研机构等协同创新,以产业链、服务链布局创新链,完善中医药产学研一体化创新模式。

第五章

结　语

　　"创新决胜未来、改革关乎国运"，在健康中国战略实施的大背景下，临床药学正迎来时不我待的发展契机，迫切要求医院药学工作者更新工作意识，创新工作模式，更加积极主动地参与公众的健康管理，拓展多元化药学服务体系，实现药师对药品全生命周期、用药全过程的管理。同时，随着医改的持续深入及公众对优质药学服务需求的不断提升，亟待我们医院药学工作者通过进一步地学习交流，以海纳百川的姿态，主动寻求多学科协助，以期在医院药学转型期进一步以创新思维、转化思维、整合思维等理念助推学科的可持续发展，在"健康中国"战略的实施框架下全面发挥药师在安全用药、合理用药中的作用，为实现药师的"健康中国梦"而努力。

附　录

我国临床药学有关法规文件及相关内容

1. 医院药剂工作条例

发文单位:卫生部

发布日期:1981-4-30

执行日期:1981-4-30

失效日期:1998-4-13

涉及条款:

第一章 总　则

医院药剂科(药房)必须根据医疗、科研的需要,及时准确地调配处方和制剂;做好药品管理供应,搞好群众性药品质量监督,结合临床积极开展临床药学科研工作,以提高业务水平。

第七章　药剂的科学研究

二十八、药剂科(药房)要结合临床,进行有关药剂的性质、剂型,调剂,制剂,药品质量,配伍禁忌等的研究,不断提高药剂工作水平。

积极创造条件开展临床药学研究,结合临床,协助医生制订合理给药方案,力求达到提高疗效,降低毒副反应,确保用药安全有效。

2. 全国医院工作条例

发文单位:卫生部

发布日期:1982-1-12

执行日期:1982-1-12

涉及条款:

第四章 教学科研

第十八条 要积极创造条件开展临床药学研究,使药剂工作在医疗中发挥最大效应,并不断降低毒副反应,做到安全合理用药,以提高医疗效果。

3.医院药剂管理办法

发文单位:卫生部

发布时间:1989-3-24

执行时间:1989-3-24

涉及条款:

第二章 药剂科的组织与任务

第八条 医院药剂科(部或处)根据医院规模设中、西药调剂、制剂,中、西药库,药品检验,药学研究,临床药学,情报资料等专业室(科),并设室(科)主任。

第七章 医院药剂的科学研究

第二十六条 医院药剂科(部或处)应积极开展以下科学研究工作,以确保临床用药的安全有效。

1.结合临床进行有关药物的性质、剂型、药检、药品质量、配伍禁忌等研究,以不断提高医院药学工作水平。

2.积极开展临床药学研究,结合临床制订个体化给药方案,围绕合理用药开展药效学、药代学、生物利用度、监测药物在体内的作用以及药物不良反应等研究。

4.医疗机构药事管理暂行规定

发文单位:卫生部 国家中医药管理局

发布日期:2002-5

执行日期:2002-5

涉及条款:

第一章 总 则

第二条 本规定所称医疗机构药事管理是指医疗机构内以服务患者为中心,临床药学为基础,促进临床科学、合理用药的药学技术服务和相关的药品管理工作。

第二章 药学部门

第十条 药学部门要建立以患者为中心的药学管理工作模式,开展以合理用药为核心的临床药学工作,参与临床疾病诊断、治疗,提供药学技术服务,提高医疗质量。

第三章 药物临床应用管理

第十五条 药物临床应用是使用药物进行预防、诊断和治疗疾病的医疗过程。医师和药学专业技术人员在药物临床应用时须遵循安全、有效、经济的原则。医师应尊重患者对应用药物进行预防、诊断和治疗的知情权。

第十六条 临床药学专业技术人员应参与临床药物治疗方案设计;对重点患者实施治疗药物监测,指导合理用药;收集药物安全性和疗效等信息,建立药学信息系统,提供用药咨询服务。

第十七条 逐步建立临床药师制。临床药师应由具有药学专业本科以上学历并按《预防医学、全科医学、药学、护理、其他卫生技术等专业技术资格考试暂行规定》和《临床医学、预防医学、全科医学、药学、护理、其他卫生技术等专业技术资格考试实施办法》有关规定取得中级以上药学专业技术资格的人员担任。其主要职责是:

(一)深入临床了解药物应用情况,对药物临床应用提出改进意见;

(二)参与查房和会诊,参加危重患者的救治和病案讨论,对药物治疗提出建议;

（三）进行治疗药物监测，设计个体化给药方案；

（四）指导护士做好药品请领、保管和正确使用工作；

（五）协助临床医师做好新药上市后临床观察，收集、整理、分析、反馈药物安全信息；

（六）提供有关药物咨询服务，宣传合理用药知识；

（七）结合临床用药，开展药物评价和药物利用研究。

5.关于印发《护理、药学和医学相关类高等教育改革和发展规划》的通知

发布单位：卫生部

发布时间：2004-5-24

涉及条款：

附件　护理、药学和医学相关类

本科：临床药学专业

专业培养目标：本专业培养具备临床药学学科基本理论、基本知识和基本技能，具备医学专业相关基础知识与技能，能参与临床药物治疗，从事临床药学教育、药品流通和药物开发研究工作的高级临床药学技术人才。

业务培养要求：本专业学生主要学习临床药学的基本理论和基本知识，学习基础医学与临床医学相关专业知识，受到临床药学实践、临床药学研究方法和技能的基本培训，具有临床药物治疗、合理用药及药物评价的基本能力。

毕业生应获得以下几方面的知识和能力：

1.掌握药物剂型因素、生物学因素与药物效应间关系的基本理论、基本知识；

2.掌握疾病发生机理、诊断方法与临床处置方法的基本理论、基本知识；

3.掌握药物体内动态规律研究、药效学和药物安全性评价研究、临床药物治疗方案与合理用药评价研究等基本技能；

4.具有处方药临床合理使用方案制订和非处方药正确使用咨询与指

导的能力；

　　5.具有一定的从事临床药学研究与教学工作的能力；

　　6.熟悉生命伦理及药事管理的法规、政策；

　　7.具有良好的临床沟通交流技巧。

6.卫生部办公厅关于开展临床药师培训试点工作的通知

　　发文单位：卫生部办公厅

　　发布时间：2005-11-28

　　涉及条款：

各省、自治区、直辖市卫生厅局，各试点单位，有关部属单位：

　　为贯彻卫生部、国家中医药管理局《医疗机构药事管理暂行规定》，适应医疗机构开展临床药学工作、逐步建立临床药师制的需要，推动与规范临床药学人才培养工作，我部决定开展临床药师培训试点工作。试点期为3年。试点单位为目前已经开展临床药学工作、取得较好效果，并积极参与临床药学人才培养国内工作的医院或高等学校。培训试点工作以提高临床药学实际工作工作能力为主。培训模式采取临床药学脱产进修方式。通过试点，探索临床药师的培养模式及相关政策，对临床药学人才的培养起到示范和引导作用，并逐步推广。

　　各地卫生行政部门要加强对临床药师培养工作的指导和管理，给予必要的支持。各试点单位要切实重视，加强领导，制订具体培训工作计划，提供必要的培训条件，认真解决出现的问题。试点工作中要注意及时总结经验，并将有关进展情况报我部科教司。

7.医院感染管理办法

　　发文单位：卫生部医政司

　　发布时间：2006-6-15

　　涉及条款：

第二章 组织管理

第九条 卫生部成立医院感染预防与控制专家组,成员由医院感染管理、疾病控制、传染病学、临床检验、流行病学、消毒学、临床药学、护理学等专业的专家组成。主要职责是:

(一)研究起草有关医院感染预防与控制、医院感染诊断的技术性标准和规范;

(二)对全国医院感染预防与控制工作进行业务指导;

(三)对全国医院感染发生状况及危险因素进行调查、分析;

(四)对全国重大医院感染事件进行调查和业务指导;

(五)完成卫生部交办的其他工作。

8. 卫生部医政司关于开展临床药师制试点工作的通知

发文单位:卫生部医政司

发布时间:2008-1-7

涉及条款:

各省、自治区、直辖市卫生厅局医政处(药械处),新疆生产建设兵团卫生局医政处:

为落实《医疗机构药事管理暂行规定》关于建立临床药师制的规定,充分发挥药师作用,促进临床合理用药,我司决定在临床药师培训试点的基础上,开展临床药师制的试点工作。通过试点,探索临床药师的准入标准、工作模式、岗位责任和管理制度等。根据医院申请,经有关部门评估,确定卫生部北京医院等 42 家医院为试点单位。

9. 关于加强肝素钠注射剂临床使用管理

发文单位:卫生部办公厅

发布时间:2008-4-1

涉及条款:

各省、自治区、直辖市卫生厅局,新疆生产建设兵团卫生局:

近日,国家食品药品监管局向我部通报,在美国发生了肝素钠注射剂严重不良事件,涉及我国部分企业生产出口的肝素钠原料。为保障医疗安全和患者用药安全,现就加强肝素钠注射剂临床使用管理有关问题通知如下。

一、各级各类医疗机构要加强对肝素钠注射剂临床使用的管理。要严格执行药品进货检查验收制度,保证药品来源可追溯,坚决杜绝不合格药品进入临床使用;临床医师要严格掌握肝素钠注射剂适应证,按照相关规定规范使用;临床药师要加强对临床使用肝素钠注射剂的指导,确保用药安全。

二、各级各类医疗机构要加强对使用肝素钠注射剂患者的管理。要准确掌握使用肝素钠注射剂患者的情况,做好临床观察和病历记录,发现可疑不良事件要及时采取应对措施,对出现损害的患者及时进行救治,并按照相关规定做好药品不良反应监测和报告工作。必要时,应同时报我部医政司。

三、各级卫生行政部门要加强对医疗机构用药安全的监管,指导医疗机构做好肝素钠注射剂相关不良事件的监测和报告工作;要与当地药监部门密切配合,及时通报和沟通相关信息,发现不良事件果断采取措施进行处理。

10. 卫生部办公厅关于进一步加强抗菌药物临床应用管理的通知

发文单位:卫生部办公厅

发布时间:2008-4-15

涉及条款:

三、严格按照抗菌药物分级管理制度规定,加强抗菌药物临床应用的管理

医疗机构药事管理委员会应切实履行指导本机构合理用药的工作职能,开展以合理用药为核心的临床药学工作,加强对医务人员的抗菌药物

合理应用教育、培训和监督工作,按"非限制使用"、"限制使用"和"特殊使用"分级管理规定,建立健全抗菌药物分级管理制度,明确医师使用抗菌药物的处方权限,预防和纠正不合理应用抗菌药物的现象。

11. 二、三级综合医院药学部门基本标准(试行)

发文单位:卫生部

发布时间:2010-12-03

涉及条款:

二级综合医院药剂科基本标准

一、分区布局

(三)根据医院规模、任务与药剂科开展药学专业技术工作的实际需要,药剂科应当设置相应的工作室,如药品调剂室、药品库、临床药学室和质量监控室等。

二、人员

(三)药剂科药学人员中具有高等医药院校临床药学专业或者药学专业全日制本科毕业以上学历的,应当不低于药学专业技术人员总数的20%。

三、房屋

(五)其他部门工作室面积。1.药剂科应当设置办公室、药学信息室、临床药师办公室、药品质量控制办公室等,并具有与其开展工作相适应的工作面积。

四、设备与设施

(二)临床药学与药品质量监控设备与设施。根据医院规模、承担的任务和工作量等实际情况,配备与开展临床药学和药品质量监控等工作相适应的设备与设施。

三级综合医院药学部基本标准

一、分区布局

（三）根据本医院规模、任务和开展药学专业技术工作的实际需要，药学部应当设置相应的科（室），如药品调剂科（室）、临床药学科（室）、药品供应科（室）、质量监控科（室）等。

二、人员

（五）医院应当按照有关规定，培养、配备临床药师。

三、房屋

（五）其他部门工作室面积。1.药剂科应当设置办公室、药学信息室、临床药师办公室、药品质量控制办公室等，并具有与其开展工作相适应的工作面积。

四、设备与设施

（二）药品质量监控和临床药学、临床药理设备与设施。根据医院规模、承担的任务和工作量等实际情况，配备与开展药品质量监控和临床药学、新药临床研究与药学教育、药学研究等工作相适应的设备与设施。建立药学信息系统、临床用药支持系统。

12.卫生事业发展"十二五"规划

发文单位：国务院

发布时间：2012-10-08

涉及条款：

四、做好各项重点工作

（三）全面加强医疗服务管理

1.加强医疗质量管理。进一步完善国家、省级医疗质量管理与控制体系，在医疗机构深入开展"服务好、质量好、医德好、群众满意"活动和"医疗质量万里行"活动。完善医疗机构、医务人员、医疗技术等医疗服务要素准入管理制度，加强医疗服务要素准入和退出管理。在三级医院和80％的二级医院全面开展临床路径管理和单病种质量控制工作。加强医疗机构药事管理,基本建立临床药师制度,促进以抗菌药物为重点的临床合理用药。提高临床护理服务能力和水平,全面推行责任制整体护理的服务模式,推广优质护理服务。完善医院感染预防和控制体系,降低医院感染发生率。大力推动无偿献血,到 2015 年,献血率达到 10/千人口。规范临床用血管理,提高医疗机构合理用血水平,保障血液安全。进一步加强戒毒医疗服务工作。

13. 医疗机构药事管理规定

发文单位:卫生部　国家中医药管理局　总后勤部卫生部
发布日期:2011-1-30
执行日期:2011-1-30
涉及条款:

第一章　总　则

第二条　本规定所称医疗机构药事管理,是指医疗机构以患者为中心,以临床药学为基础,对临床用药全过程进行有效的组织实施与管理,促进临床科学、合理用药的药学技术服务和相关的药品管理工作。

第三章　药物临床应用管理

第十七条　医疗机构应当建立由医师、临床药师和护士组成的临床治疗团队,开展临床合理用药工作。

第十九条　医疗机构应当配备临床药师。临床药师应当全职参与临床药物治疗工作,对患者进行用药教育,指导患者安全用药。

第二十二条　医疗机构应当结合临床和药物治疗,开展临床药学和药学研究工作,并提供必要的工作条件,制订相应管理制度,加强领导与管理。

第五章　药学专业技术人员配置与管理

第三十四条　医疗机构应当根据本机构性质、任务、规模配备适当数量临床药师,三级医院临床药师不少于 5 名,二级医院临床药师不少于 3 名。

临床药师应当具有高等学校临床药学专业或者药学专业本科毕业以上学历,并应当经过规范化培训。

第七章　附　则

第四十三条　本规定中下列用语的含义:

临床药学:是指药学与临床相结合,直接面向患者,以患者为中心,研究与实践临床药物治疗,提高药物治疗水平的综合性应用学科。

临床药师:是指以系统药学专业知识为基础,并具有一定医学和相关专业基础知识与技能,直接参与临床用药,促进药物合理应用和保护患者用药安全的药学专业技术人员。

14. 抗菌药物临床应用管理办法

发文单位:卫生部

发布日期:2012-5-8

涉及条款:

第十二条　二级以上医院应当配备抗菌药物等相关专业的临床药师。

临床药师负责对本机构抗菌药物临床应用提供技术支持,指导患者合理使用抗菌药物,参与抗菌药物临床应用管理工作。

15. 医疗质量管理办法

发文单位:国家卫生计生委

发布日期:2016-9-25

涉及条款:

第四章　医疗质量保障

第十八条　医疗机构应当加强药学部门建设和药事质量管理,提升临床药学服务能力,推行临床药师制,发挥药师在处方审核、处方点评、药学监护等合理用药管理方面的作用。临床诊断、预防和治疗疾病用药应当遵循安全、有效、经济的合理用药原则,尊重患者对药品使用的知情权。

16.国家卫生计生委办公厅关于进一步加强抗菌药物临床应用管理遏制细菌耐药的通知

发文单位：国家卫生计生委办公厅

发布日期：2017-2-27

涉及条款：

三、加强抗菌药物临床应用管理技术支撑体系建设

各级卫生计生行政部门和医疗机构要加强感染科、临床微生物室和临床药学等学科建设，逐步建立涵盖感染性疾病诊疗、疑难疾病会诊、医院感染控制、抗菌药物应用管理等相关内容的诊疗体系，并在抗菌药物临床应用管理中发挥重要作用。

17.关于加强药事管理转变药学服务模式的通知

发文单位：国家卫生计生委办公厅 国家中医药管理局办公室

发布时间：2017-7-12

涉及条款：

各省、自治区、直辖市卫生计生委、中医药管理局，新疆生产建设兵团卫生局：

当前，医药卫生体制改革不断深入，以破除以药补医机制为切入点和突破口的公立医院综合改革措施逐步推进，医疗机构药学服务工作面临新的任务和挑战。为适应改革要求，进一步加强药事管理，促进药学服务模式转变，维护人民群众健康权益，现将有关要求通知如下：

二、加强服务能力建设

（五）加强临床药师队伍建设。各地要大力培训和合理配备临床药师，发展以患者为中心、以合理用药为核心的临床药师队伍。临床药师要积极参与临床药物治疗，实施药学查房和药师会诊，提供药品信息与用药咨询，开展临床药学教学和药学应用研究等，发挥在合理用药中的作用。

18.三级妇产医院医疗服务能力指南(2017年版)

发文单位:国家卫生计生委办公厅 国家中医药管理局办公室

发布时间:2017-7-31

涉及条款:

1　基本设置

1.4　人力资源

(6)临床药师≥3名。

5.1　药剂科

5.1.1　临床药师参与药物治疗工作能力

(1)审核医嘱。

(2)参与医师查房。

(3)为临床医师、护师提供咨询服务。

(4)患者用药教育和咨询。

5.1.2　药学服务能力

(1)院(科)内合理用药培训。

(2)合理用药监测与抗菌药物监测。

(3)药物信息和药物咨询。

(4)药品不良反应监测。

(5)保障医院药品供应。

(6)提供中药饮片调剂、中成药调剂和中药饮片煎煮等服务。

5.1.3　个体化治疗方案设计与指导能力

可以提供个体化治疗方案设计与指导。

5.1.4　用药质量监控能力

(1)定期抽查门急诊处方及住院病历,并进行点评。

(2)有特定药物或特定疾病药物的使用情况点评记录,进行医嘱点评。

(3)中药饮片和中成药质量管理,严格采购、验收、储存、调剂、临方炮制、煎煮等环节的质量控制。

19. 进一步改善医疗服务行动计划(2018—2020)

发文单位:国家卫生健康委员会办公厅

发布时间:2018-1-4

涉及条款:

三、创新医疗服务模式,满足医疗服务新需求

(八)以签约服务为依托,拓展药学服务新领域。二级以上医院实现药学服务全覆盖,临床药师利用信息化手段,为门诊和住院患者提供个性化的合理用药指导。加强医联体内各级医疗机构用药衔接,对向基层医疗卫生机构延伸的处方进行审核,实现药学服务下沉。临床药师通过现场指导或者远程方式,指导基层医疗卫生机构医务人员提高合理用药水平,重点为签约服务的慢性病患者提供用药指导,满足患者新需求。鼓励中医医院为患者提供中药个体化用药加工等个性化服务,充分运用信息化手段开展中药饮片配送等服务,缩短患者取药等环节等候时间。

20. 全国医院信息化建设标准与规范(试行)

发文单位:国家卫生健康委员会办公厅

发布时间:2018-4-2

涉及条款:

二、医疗服务

(十二)移动业务

(41)移动药事 通过移动终端支持药师查房和参与会诊,辅助药师制订药师查房计划,实时分析患者用药安全性和合理性,进行治疗药物监测、设计个体化给药方案,提供药物咨询,完成临床药历和查房记录。

①具备调阅患者基本及疾病信息、用药咨询、用药安全宣教、药师会诊、药师查房计划、药历管理、查房记录、合理用药知识库等 8 项功能。

②支持临床药历书写、临床药学查房分析、临床药学计算、安全评估等 4 种临床专业技术工具。

三、医疗管理

（十六）药事管理

（51）药事信息管理　支持药师查房与会诊，实现对药物使用进行咨询、指导与监测，提供个体化给药方案，开展处方审核点评和用药评价。

①具备用药咨询、处方审核点评、用药安全宣教、药师查房、信息浏览（病历病史信息、疾病诊断信息、医嘱信息、用药信息、过敏信息、检查检验信息等）、药师会诊、个体化给药方案、药学监护评估、药历管理、药师数字身份认证等10项功能。

②提供患者用药咨询及用药安全宣教等2种合理用药知识库。

③提供患者药物反应、用药建议等2种临床药学评估工具。

21.医疗机构处方审核规范

发文单位：国家卫生健康委员会办公厅　国家中医药管理局办公室　中央军委后勤保障部办公厅

发布时间：2018-7-10

涉及条款：

第六章　培训

（三）其他培训，如参与临床药物治疗、查房、会诊、疑难危重病例、死亡病例讨论以及临床疾病诊疗知识培训，参加院内、外举办的相关会议、学术论坛及培训班等。

22.关于深入开展"互联网＋医疗健康"便民惠民活动的通知

发文单位：国家卫生健康委员会办公厅　国家中医药管理局办公室

发布时间：2018-7-12

涉及条款：

三、患者用药服务更放心

8.加强医疗联合体内各医疗机构用药衔接，对向基层医疗卫生机构延伸的处方进行在线审核。二级以上医院的临床药师可以利用信息化手段，为患者提供个性化的合理用药指导,并指导基层医务人员提高合理用药水平。

23. 国务院办公厅关于改革完善医疗卫生行业综合监管制度的指导意见

发文单位:国务院办公厅

发布时间:2018-7-18

涉及条款:

一、总体要求

(十)加强医疗服务质量和安全监管。

推行临床路径管理和临床药师制度,落实处方点评制度。

24. 新型抗肿瘤药物临床应用指导原则(2018年版)

发文单位:国家卫生健康委员会办公厅

发布时间:2018-9-14

涉及条款:

一、医疗机构建立抗肿瘤药物临床应用管理体系

(二)组建抗肿瘤药物临床应用管理专业技术团队

医疗机构应当组建包括肿瘤内科、肿瘤外科、放射治疗、病理学、临床药学、影像学、检验、护理等相关专业人员组成的专业技术团队,为抗肿瘤药物临床应用管理提供专业技术支持,对临床科室抗肿瘤药物临床应用进行技术指导和咨询,为医务人员和下级医疗机构提供抗肿瘤药物临床应用相关专业培训。

25. 关于加快药学服务高质量发展的意见

发文单位:国家卫生健康委员会办公厅 国家中医药管理局办公室

发布时间:2018-11-21

涉及条款:

各省、自治区、直辖市及新疆生产建设兵团卫生健康委（卫生计生委）、中医药管理局：

为深入贯彻落实习近平新时代中国特色社会主义思想和党的十九大精神，推进实施健康中国战略，进一步转变药学服务模式，提高药学服务水平，满足人民群众日益增长的医疗卫生健康需要，现就加快药学服务高质量发展提出以下意见：

一、进一步提高对药学服务重要性的认识

药学服务是医疗机构诊疗活动的重要内容，是促进合理用药、提高医疗质量、保证患者用药安全的重要环节。药师是提供药学服务的重要医务人员，是参与临床药物治疗、实现安全有效经济用药目标不可替代的专业队伍。药师为人民群众提供高质量的药学服务，是卫生健康系统提供全方位、全周期健康服务的组成部分，也是全面建立优质高效医疗卫生服务体系的必然要求。各级卫生健康行政部门（含中医药主管部门，下同）和各级各类医疗机构必须高度重视药学服务，适应新形势新要求，加快药学服务模式转变，加强药师队伍建设，探索构建适应人民群众需求的药学服务体系，促进新时期药学服务高质量发展。

二、推进分级诊疗建设，构建上下贯通的药学服务体系

（一）统筹分级诊疗整体推进。各级卫生健康行政部门和各级各类医疗机构在构建医疗联合体、推进分级诊疗工作中，要将药学服务统筹考虑，纳入整体工作安排。加强医疗联合体内药学服务体系建设，确定不同医疗机构药学服务定位，加强培训和指导，提高医疗联合体药学服务整体能力和水平。

（二）加强药品供应目录衔接。以推动分级诊疗制度建设和基层为重点，加强医疗联合体内各医疗机构用药衔接，逐步实现区域内药品资源共享，保障基层诊疗、双向转诊用药需求，方便群众就近取药。鼓励城市医疗集团和县域医疗共同体建立药品联动管理机制，做好基本药物供应保障工作，以全面配备和优先使用基本药物为基础，推进实行统一的药品供应目录，实施统一采购、统一配送。

（三）促进药学服务向基层下沉。探索建立医疗联合体内的药学服务标准或规范，构建统一供应药品的知识库、处方审核的规则库，实现医疗联合体内药学服务、药品信息的标准化。牵头医疗机构要加强对基层医疗机构的指导，通过进修培训、对口支援、远程会诊等方式提高其合理用药水平，尤其是为签约服务的慢性病患者提供用药指导的能力和水平，实现医疗联合体内药学服务连续化、同质化。

（四）探索慢性病长期处方管理。鼓励各级卫生健康行政部门商医保部门制订出台慢性病长期处方管理政策，明确可开具长期处方的慢性病目录、用药范围、管理制度、安全告知等要求，对评估后符合要求的慢性病患者，一次可开具 12 周以内相关药品。首次长期处方必须在实体医疗机构开具。药品调配时随药品同时发放"慢性病长期处方患者教育单"，告知患者关于药品储存、用药指导、病情监测、不适随诊等用药安全信息。鼓励药师参与家庭医生团队签约服务，为长期处方患者提供定期随访、用药指导等服务。

三、加快药学服务转型，提供高质量药学服务

（五）转变药学服务模式。落实深化医药卫生体制改革的部署要求，进一步实行药学服务模式的"两个转变"，即从"以药品为中心"转变为"以患者为中心"，从"以保障药品供应为中心"转变为"在保障药品供应的基础上，以重点加强药学专业技术服务、参与临床用药为中心"。通过转变模式，进一步履行药师职责，提升服务能力，促进药学服务贴近患者、贴近临床、贴近社会。

（六）加强药学部门建设。各级卫生健康行政部门要加强医疗机构药学部门建设管理，落实《二、三级综合医院药学部门基本标准（试行）》和《医院中药房基本标准》。坚持公立医院药房的公益性，公立医院不得承包、出租药房，不得向营利性企业托管药房。医疗机构要加强药品库存管理，建立短缺药品储备制度，对易发生短缺的药品应当保证 2～3 个月药量。按照要求做好短缺药品监测预警和信息报告，保证临床用药需求。

（七）促进临床合理用药。加强处方审核和处方点评，鼓励各级卫生健

康行政部门依托药事质控中心等组织,开展本区域内、跨医疗机构的处方点评,将点评结果纳入对医疗机构的绩效考核指标中,并与医师处方权授予、职称评定、医师定期考核和药师审核处方质量评价挂钩。加强临床用药监测、评价和超常预警,对药物临床使用安全性、有效性和经济性进行监测、分析、评估。对用药不合理、问题集中或突出的药品品种,依法依规及时采取措施。鼓励使用通过质量和疗效一致性评价的仿制药。

四、加强药师队伍建设,充分调动药师队伍积极性

(八)加强药学人员配备培养。各医疗机构要根据本机构的功能定位、诊疗服务量等因素,科学设置药学岗位,加大药学人员配备力度,使得人员数量能够满足药学服务需要。各级卫生健康行政部门、医疗机构要持续开展药学服务培训,使得所有药学人员均掌握药学服务基本技能,提升服务能力。加强临床药学学科带头人、骨干青年药师等药学人才的培养;支持医疗机构与高校、行业学协会等合作,开展具有针对性、前瞻性的高层次临床药学人才培养。

(九)充分发挥临床药师作用。各医疗机构要深入落实临床药师制,按照规定配备临床药师。要逐步实现药学服务全覆盖,临床药师为门诊和住院患者提供个性化的合理用药指导。针对疑难感染性疾病、恶性肿瘤等疑难复杂疾病,要有临床药师参与药物治疗和会诊,提供多学科诊疗服务。探索实行药师院际会诊,为疑难复杂患者解决药物治疗问题。鼓励医疗机构开设合理用药咨询或药物治疗管理门诊,重点面向患有多种疾病、使用多种药品的患者。

(十)完善绩效考核管理机制。建立以临床需求为导向、符合药事服务特点的绩效考核制度,并与药师的薪酬发放、岗位聘用、职称晋升等挂钩,提高药师待遇水平,稳定和壮大药师队伍。坚持多劳多得、优绩优酬,收入分配要向工作任务重、工作质量高的人员倾斜。改变唯论文倾向,更加激发药师服务于患者、服务于临床的积极性。鼓励各地在深化医疗服务价格改革中有效体现药事服务价值,合理设置药学人员服务收费项目,采取多种方式补偿药学服务必需成本。

五、积极推进"互联网＋药学服务"健康发展

（十一）加强电子处方规范管理。落实《处方管理办法》《医疗机构药事管理规定》《医疗机构处方审核规范》《互联网诊疗管理办法（试行）》等规章、规范性文件规定，加强电子处方管理。加强电子处方在互联网流转过程中关键环节监管，处方审核、调配、核对人员必须采取电子签名或信息系统留痕的方式，确保处方可追溯，实行线上线下统一监管。

（十二）探索提供互联网和远程药学服务。根据《互联网医院管理办法（试行）》和《远程医疗服务管理规范（试行）》规定，有资质的互联网医院可探索开设专科化的在线药学咨询门诊，指导患者科学合理用药，提供用药知识宣教，解决患者药物使用中遇到的问题。鼓励借助人工智能等技术手段，面向基层提供远程药学服务。有条件的可以探索建立区域性处方审核中心，并加强处方调配事中事后监管。

（十三）加快药学服务信息互联互通。继续加强医疗机构电子病历建设，逐步实现医疗联合体内处方实时查阅、互认共享。鼓励将药学服务纳入区域健康信息平台建设，逐步实现药学服务与医疗服务、医疗保障、药品供应等数据对接联通，畅通部门、区域、行业之间的数据共享通道，促进药学服务信息共享应用。

（十四）探索推进医院"智慧药房"。充分利用信息化手段，实现处方系统与药房配药系统无缝对接，缩短患者取药等候时间。通过开设微信公众号、患者客户端等，方便患者查询处方信息、药品用法用量、注意事项等。探索开展对慢性病患者的定时提醒、用药随访、药物重整等工作，重点是同时患有多重慢性病的老年患者，以保障用药安全。

各级卫生健康行政部门和各级各类医疗机构要认真落实本意见的工作部署，全面提高药学服务水平，促进药学服务高质量发展。国家卫生健康委和国家中医药局将加强工作指导和督导检查，对不履行药事管理职责，或违反有关规定的医疗机构进行通报批评、追踪整改，问题严重的，将追查有关单位和人员责任。

26. 关于进一步加强公立医疗机构基本药物配备使用管理的通知

发文单位：国家卫生健康委员会办公厅 国家中医药管理局办公室

发布时间：2019-1-10

涉及条款：

二、确保基本药物优先使用

（三）提升基本药物使用占比。在临床药物治疗过程中，使用同类药品时，在保证药效前提下应当优先选用国家基本药物。公立医疗机构应当科学设置临床科室基本药物使用指标，基本药物使用金额比例及处方比例应当逐年提高。

（四）强化基本药物临床应用管理。公立医疗机构应当制订本机构基本药物临床应用管理办法，按照药品集中采购信息系统中的标识优先采购基本药物，在实施临床路径和诊疗指南的过程中应当首选基本药物。公立医疗机构信息系统要对基本药物进行标识，提示医生优先合理使用。同时，强化药师在处方审核调剂管理中的作用，结合家庭医生签约服务和双向转诊，加强对老年、慢性病和多种疾病联合用药患者的用药指导。

四、开展基本药物监测评价

（九）扎实推进药品使用监测。

（十）开展药品临床综合评价。各地要充分认识药品临床综合评价对于基本药物遴选、药品采购、临床合理使用、国家药物政策完善等的重要意义，依托现有设施资源，主动开展工作。以基本药物为重点，优先考虑儿童用药、心血管病用药和抗肿瘤用药等重大疾病用药，编制工作方案，建立评价基地，开展临床综合评价，推动形成综合评价结果产出的关联应用机制。鼓励公立医疗机构结合基础积累、技术特长和自身需求，重点对基本药物临床使用的安全性、有效性、经济性等开展综合评价，并将评价结果应用于药品采购目录制订、药品临床合理使用、提供药学服务、控制不合理药品费用支出等方面。

27. 国家卫生健康委办公厅关于做好国家组织药品集中采购中选药品临床配备使用工作的通知

发文单位：国家卫生健康委员会办公厅

发布时间：2019-1-21

涉及条款：

三、提高中选药品的合理使用水平

严格落实《处方管理办法》《医疗机构药事管理规定》《医院处方点评管理规范（试行）》及相关诊疗规范、用药指南，加强处方审核和处方点评，并充分发挥临床药师作用，保障患者用药安全。对使用中选药品可能导致患者用药调整的情况，各医疗机构要做好临床风险评估、预案制订和物资储备，做好用药情况监测及应急处置，并对患者做好解释说明。

28. 国家卫生健康委办公厅关于持续做好抗菌药物临床应用管理工作的通知

发文单位：国家卫生健康委员会办公厅

发布时间：2019-3-29

涉及条款：

一、进一步优化抗菌药物管理模式

（二）推进感染性疾病多学科诊疗。各医疗机构要重点针对疑难感染性疾病加强重症医学、感染性疾病、临床药学、临床微生物等学科的联系协作，做好医院感染预防与控制，提高感染性疾病综合诊疗水平。要研究建立多学科诊疗的工作机制和标准化操作流程，在保证诊疗质量的同时，提高工作效率。

二、着力提高抗菌药物合理应用能力

（四）高度重视相关学科建设。通过加大学科建设力度，健全抗菌药物临床应用管理技术支撑体系。要落实二级以上综合医院感染性疾病科的建设要求，在 2020 年以前设立以收治细菌真菌感染为主要疾病的感染病区或医疗组,加快感染性疾病诊疗能力建设。加强临床药师培养和配备,转变药学服务模式,充分发挥临床药师在感染性疾病诊治中的作用。认真执行微生物标本采集、送检相关的卫生行业标准与专家共识,提高细菌真菌感染的病原学诊断水平。加强医院感染管理人员队伍建设,提高医院感染管理和业务技术水平。省级卫生健康行政部门要将上述要求纳入医院评审,促进工作落实。

29. 国家卫生健康委办公厅关于进一步加强医疗机构感染预防与控制工作的通知

发文单位:国家卫生健康委员会办公厅

发布时间:2019-5-18

涉及条款:

五、多重耐药菌感染预防与控制制度

(二)基本要求

3. 加强感染防控、感染病学、临床微生物学、重症医学和临床药学等相关学科的多部门协作机制,提升专业能力。

30. 国家卫生健康委办公厅关于做好医疗机构合理用药考核工作的通知

发文单位:国家卫生健康委员会办公厅

发布时间:2019-12-18

涉及条款:

二、明确合理用药考核范围和内容

(二)考核内容。省级卫生健康行政部门要根据辖区内医疗机构实际,明确合理用药考核的具体内容,并设立相应考核指标。合理用药考核的重点内容应当至少包括:1.麻醉药品和精神药品、放射性药品、医疗用毒性药品、药品类易制毒化学品、含兴奋剂药品等特殊管理药品的使用和管理情况;2.抗菌药物、抗肿瘤药物、重点监控药物的使用和管理情况;3.公立医疗机构国家基本药物配备使用情况;4.公立医疗机构国家组织药品集中采购中选品种配备使用情况;5.医保定点医疗机构国家医保谈判准入药品配备使用情况。

31.关于印发加强医疗机构药事管理促进合理用药的意见的通知

发文单位:国家卫生健康委 教育部 财政部 人力资源社会保障部 国家医保局 国家药监局

发布时间：2020-2-21

涉及条款：

三、拓展药学服务范围

(八)加强医疗机构药学服务。医疗机构要根据功能定位加大药学人员配备和培训力度。要强化临床药师配备,围绕患者需求和临床治疗特点开展专科药学服务。临床药师要积极参与临床治疗,为住院患者提供用药医嘱审核、参与治疗方案制订、用药监测与评估以及用药教育等服务。在疑难复杂疾病多学科诊疗过程中,必须要有临床药师参与,指导精准用药。探索实行临床药师院际会诊制度。鼓励医疗机构开设药学门诊,为患者提供用药咨询和指导。

四、加强药学人才队伍建设

(十一)加强药学人才培养。鼓励有条件的高校举办临床药学本科专业教育。引导高校根据药学服务需求,合理确定药学相关专业招生规模及结构,适度扩大临床药学相关专业研究生招生规模。强化药学相关学科建设,加强学生药物治疗相关专业知识和临床实践能力培养。加强药学类、药品制造类等专业职业教育,为医疗机构培养药学、制剂生产等领域技术技能人才,优化药学部门人才结构。

六、强化组织实施

(十八)强化部门协作。卫生健康行政部门要制定国家药品处方集和药事质量控制指标,加强医疗机构药师的培养培训,开展药物合理使用监管考核工作,制定药学服务项目相关技术标准、服务规范。教育部门要加大药学专业学位特别是临床药学专业学生的培养力度,提高教育质量。财政部门要按规定落实投入责任。人力资源社会保障部门要会同有关部门加快推进公立医院薪酬制度和职称评定改革,完善药学人员岗位设置。医疗保障部门要指导地方统筹推进医疗服务价格改革,总结推广地方体现药学服务价值的做法,积极推广有益经验。国家中医药局根据中医药特点,会同相关部门另行制定加强中药药事管理的相关文件并组织实施。

32.国家卫生健康委办公厅关于持续做好抗菌药物临床应用管理工作的通知

发文单位:国家卫生健康委员会办公厅

发布时间：2020-7-23

涉及条款：

二、落实药事管理相关要求

(四)提高药学专业技术服务水平。医疗机构要加强药学学科建设,提高临床药师对抗菌药物临床应用管理的参与度和参与水平。充分发挥其在感染性疾病多学科会诊、制订感染性疾病诊疗指南和临床路径中的积极作用。要将抗菌药物作为医嘱审核和处方点评重点,及时完善诊疗方案。

33.抗肿瘤药物临床应用管理办法(试行)

发文单位:国家卫生健康委员会

发布时间：2020-12-28

涉及条款：

第二章　组织机构和职责

第十三条　医疗机构应当加强药学人员配备,培养临床药师,参与患者抗肿瘤药物治疗方案的制订与调整,开展抗肿瘤药物处方和用药医嘱的审核与干预,提供药学监护与用药教育等。

34.国家卫生健康委关于进一步加强抗微生物药物管理遏制耐药工作的通知

发文单位:国家卫生健康委员会

发布时间:2021-4-7

涉及条款:

二、统筹部署推进,全面加强抗微生物药物管理

各地要进一步按照《抗菌药物临床应用管理办法》有关要求,规范细菌、支原体、衣原体、立克次体、螺旋体、真菌等病原微生物所致感染性疾病药物治疗。同时,统筹部署推进结核分枝杆菌、寄生虫和各种病毒所致感染性疾病的临床诊疗工作,建立完善有关疾病诊疗规范、技术指南、临床路径、药物临床应用指导原则以及监测指标体系等。对各临床科室医师以及临床药师、微生物检验人员开展有针对性的理论和实践培训,强化抗微生物药物临床合理应用,规范经验性用药,减少无指征使用抗微生物药物,进一步提升感染性疾病规范化诊疗水平,延缓微生物耐药性产生。医疗机构要按照规定,科学调整优化本机构的抗微生物药物供应目录,从采购源头做好合理使用抗微生物药物管理工作。

四、立足多学科协作,提高感染性疾病诊疗能力

医疗机构要以改善感染性疾病转归和提高医疗质量为目标,加强感染性疾病科建设,并做好感染防控、检验、药学、护理等学科协作,共同制订并实施感染性疾病诊疗规范和临床路径。要督促全院落实感控基础措施,根据本机构耐药微生物流行病学特征,实施临床重要耐药微生物感染的个性化循证防控措施。微生物实验室主动与临床沟通完善微生物检验项目,开展相应病原学检测,提高感染性疾病诊断水平。优先培养配备抗感染领域的临床药师,要求临床药师积极参与抗感染治疗,落实处方审核和点评要求,促进抗微生物药物合理使用。规范 β 内酰胺类药物皮试,优化抗菌药物使用结构。做好优质护理服务,及时观察患者病情变化,降低感染合并症。

35.国务院办公厅关于推动公立医院高质量发展的意见

发文单位:国务院办公厅

发布时间：2021-5-14

涉及条款：

三、引领公立医院高质量发展新趋势

(三)推进医疗服务模式创新。推广多学科诊疗模式。大力推行日间手术,提高日间手术占择期手术的比例。做实责任制整体护理,强化基础护理,开展延续护理服务。开设合理用药咨询或药物治疗管理门诊,开展精准用药服务。大力推进院前医疗急救网络建设,创新急诊急救服务模式,有效提升院前医疗急救服务能力。创新医防协同机制,建立人员通、信息通、资源通和监督监管相互制约的机制。推广中医综合诊疗模式、多专业一体化诊疗模式、全链条服务模式,实施重大疑难疾病中西医临床协作试点。

36.国家卫生健康委办公厅关于规范开展药品临床综合评价工作的通知

发文单位:国家卫生健康委办公厅

发文时间:2021-7-21

涉及条款:

一、不断深化对药品临床综合评价重要性的认识,进一步加强组织指导和统筹协调

药品临床综合评价是药品供应保障决策的重要技术工具。各级卫生健康行政部门要坚持以人民健康为中心,以药品临床价值为导向,引导和推动相关主体规范开展药品临床综合评价,持续推动药品临床综合评价工作标准化、规范化、科学化、同质化,助力提高药事服务质量,保障临床基本用药的供应与合理使用,更好地服务国家药物政策决策需求。

国家卫生健康委按职责统筹组织药品临床综合评价工作,推动以基本

药物为重点的国家药品临床综合评价体系建设,主要指导相关技术机构或受委托机构开展国家重大疾病防治基本用药主题综合评价,协调推动评价结果运用、转化。省级卫生健康行政部门要按照国家有关部署安排,按职责组织开展本辖区内药品临床综合评价工作,制订本辖区药品临床综合评价实施方案,建立评价组织管理体系,因地制宜协调实施区域内重要疾病防治基本用药主题综合评价。我委将组织相关单位明确药品临床综合评价主题遴选流程、建立专家咨询论证制度、研究制订评估标准、评估质量控制指标体系,指导医疗卫生机构开展药品临床综合评价,推动药品临床综合评价工作规范发展。

二、充分发挥各级医疗卫生机构的作用与优势

鼓励医疗卫生机构自主或牵头搭建工作团队,建立技术咨询和专题培训制度,组织开展药品临床综合评价工作。承担国家及省级药品临床综合评价任务的医疗卫生机构(包括但不限于国家医学中心、国家区域医疗中心和省级区域医疗中心,以及其他具有临床研究基础和药品临床综合评价经验的医疗卫生机构),应当搭建本机构药品临床综合评价工作团队,结合基础积累、技术特长和临床用药需求,开展优势病种用药的持续性综合评价,制订评价结果应用转化可行路径,积极配合和参与国家及区域层面结果转化。

医疗卫生机构外的科研院所、大专院校、行业学(协)会等,在中华人民共和国境内依法注册、具有独立民事行为能力、征信状况良好,具有开展药品临床综合评价专业能力和工作基础的,可依据《管理指南》及相应临床专业或疾病类别药品临床综合评价技术指南的要求,独立或联合开展药品临床综合评价。

三、注重评价结果转化与网络信息安全

各地和各级各类医疗卫生机构应当注重加强药品临床综合评价工作协同,探索跨区域多中心药品临床综合评价机制建设,统筹推动国家重大疾病防治基本用药、区域(省级)重要疾病防治基本用药和医疗卫生机构用药等主题评价结果转化应用,规范指导评价实施机构持续跟踪已完成评价

药品的实际供应与使用情况,不断优化证据和结果,不断提升卫生健康资源配置效率,优化药品使用结构,完善国家药物政策,更高质量保障人民健康。

各地要按照网络安全和数据安全相关法律法规和标准的规定,坚持"谁主管谁负责、谁授权谁负责、谁使用谁负责"的原则,加强评价过程中的数据收集、存储、使用、加工、传输、提供、公开等环节的安全管理。各省级卫生健康部门要建立辖区内所属单位和公立医疗卫生机构参与药品临床综合评价信息沟通机制,跟踪掌握工作进度,指导建立数据质量评估和结果质控制度,强化评价关键环节能力评估和质量控制规范,协同国家做好主题遴选、方案实施、质控规范、结果转化应用等技术对接和工作衔接。

任何单位和个人不得非法获取或泄露药品临床综合评价数据信息,未经国家及省级组织管理部门授权,不得擅自使用或发布国家及省级药品临床综合评价相关数据信息。各评价实施机构和人员对其组织实施评价工作任务范围内的数据、网络安全、个人信息保护和证据质量承担主体责任。

请各地及时将本地区在规范开展药品临床综合评价工作中遇到的问题和相关工作建议反馈我委药政司。

37. 国家卫生健康委办公厅关于印发医疗机构药学门诊服务规范等5项规范的通知

发文单位:国家卫生健康委

发布时间:2021-10-13

涉及条款:

医疗机构药物重整服务规范

为规范医疗机构药物重整服务,保障药物重整工作质量,根据《中华人民共和国药品管理法》《医疗机构管理条例》《处方管理办法》《医疗机构药事管理规定》等法律法规、规章制度,制定本规范。本规范适用于提供住院医疗服务的各级各类医疗机构。

药物重整是指药师在住院患者入院、转科或出院等重要环节,通过与患者沟通、查看相关资料等方式,了解患者用药情况,比较目前正在使用的所有药物与用药医嘱是否合理一致,给出用药方案调整建议,并与医疗团队共同对不适宜用药进行调整的过程。

一、基本要求

(一)组织管理。药物重整服务应当由药学部门负责实施并管理。医疗机构应当建立适合本机构的药物重整服务工作制度等。

(二)人员要求。医疗机构从事药物重整服务的药师应当符合以下条件之一:

1.具有主管药师及以上专业技术职务任职资格、从事临床药学工作3年及以上;

2.具有副主任药师及以上专业技术职务任职资格、从事临床药学工作2年及以上。

二、服务管理

(一)服务对象。药物重整的服务对象为住院患者,重点面向以下患者:

1.接受多系统、多专科同时治疗的慢性病患者,如慢性肾脏病、高血压、糖尿病、高脂血症、冠心病、脑卒中等患者;2.同时使用5种及以上药物的患者;3.医师提出有药物重整需求的患者。

(二)工作内容。药物重整服务主要包括以下内容:

1.入院患者药物重整服务:通过与患者或其家属面谈、查阅患者既往病历及处方信息等方式,采集既往用药史、药物及食物过敏史、药品不良反应等相关信息。具体包括目前正在使用药物、既往使用过的与疾病密切相关药物和保健品的名称、剂型规格、用法用量、用药起止时间、停药原因、依从性等。药师根据诊断及采集的用药信息,对比患者正在使用的药物与医嘱的差异。如正在使用的药物与医嘱存在不适宜用药或出现不一致情况,药师应当提出用药方案调整建议,并与经治医师沟通,由医师确认后调整。

药师根据上述信息建立药物重整记录表,由患者或其家属确认、经治医师签字。

2.转科、出院患者药物重整服务：药师根据转科或出院医嘱，对比正在使用的药物与医嘱的差异。如正在使用的药物与医嘱存在不适宜用药或出现不一致情况，药师应当提出用药方案调整建议，并与经治医师沟通，由医师确认后调整。药师建立药物重整记录表。

（三）关注重点。药物重整服务应当重点关注以下要点：

1.核查用药适应证及禁忌证；

2.核查是否存在重复用药；

3.核查用法用量是否正确；

4.关注特殊剂型/装置药物给药方法是否恰当；

5.核查是否需要调整用药剂量，重点关注需根据肝肾功能调整剂量的药物；

6.关注有潜在临床意义相互作用、发生不良反应的药品，考虑是否需要调整药物治疗方案；

7.关注有症状缓解作用的药品，明确此类药品是否需要长期使用；

8.关注特殊人群用药，如老年人、儿童、妊娠期与哺乳期妇女、肝肾功能不全者、精神疾病患者等，综合考虑患者药物治疗的安全性、有效性、经济性、适宜性及依从性；

9.核查拟行特殊检查或医疗操作前是否需要临时停用某些药物，检查或操作结束后，需评估是否续用；

10.关注静脉药物及有明确疗程的药物是否需继续使用。

（四）医疗文书管理。药师应当书写药物重整记录表，并纳入住院病历管理。

三、质量管理与评价改进

（一）质量管理。医疗机构应当制定药物重整服务质量管理制度，定期对药物重整服务进行质量控制，其内容包括查看记录是否完整，药物重整内容是否经医师核对允许，关注药物重整内容是否恰当，保障医疗质量和医疗安全。

（二）评价改进。医疗机构应当定期总结药物重整经验，评估药物重整效果,及时发现问题,持续改进药物重整服务质量。

医疗机构用药教育服务规范

为规范医疗机构用药教育服务,保障用药教育质量,根据《中华人民共和国药品管理法》《医疗机构管理条例》《处方管理办法》《医疗机构药事管理规定》等法律法规、规章制度,制定本规范。本规范适用于各级各类医疗机构。

用药教育是指药师对患者提供合理用药指导、普及合理用药知识等药学服务的过程,以提高患者用药知识水平,提高用药依从性,降低用药错误发生率,保障医疗质量和医疗安全。

一、基本要求

(一)组织管理。用药教育服务应当由医疗机构药学部门负责实施并管理。医疗机构应当建立适合本机构的用药教育服务工作制度等。

(二)人员要求。医疗机构从事用药教育服务的药师应当具有药师及以上专业技术职务任职资格。

(三)软硬件设备。用药教育环境应当安全、舒适,便于交流;有条件的医疗机构可提供专门场地,以保护患者隐私。医疗机构应当提供能够检索专业数据库、中英文期刊的电子设备和各种形式的用药教育材料。

二、服务管理

(一)服务方式。用药教育方式包括口头、书面材料、实物演示、视频音频、宣教讲座、电话或互联网教育等。

对于发药窗口的患者,药师应当以语言、视频音频、用药注意事项标签等适宜方式提供用药交代;当发药窗口药师无法满足患者需求时,应当引导患者至相对独立、适于交流的环境中做详细的用药教育。对于住院患者,应当在患者床旁以口头、书面材料、实物演示、视频演示等方式进行用药教育。对于社区患者,可采取集中宣教讲座、科普视频宣教、电话或互联网等方式进行用药教育。

(二)工作内容。用药教育内容可包括:

1.药物(或药物装置)的通用名、商品名或其他常用名称,以及药物的分类、用途及预期疗效；

2.药物剂型、给药途径、剂量、用药时间和疗程,主要的用药注意事项；

3.药物的特殊剂型、特殊装置、特殊配制方法的给药说明；

4.用药期间应当监测的症状体征、检验指标及监测频率,解释药物可能对相关临床检验结果的干扰以及对排泄物颜色可能造成的改变；

5.可能出现的常见和严重不良反应,可采取的预防措施及发生不良反应后应当采取的应急措施,发生用药错误(如漏服药物)时可能产生的结果以及应对措施；

6.潜在的药物－药物、药物－食物/保健品、药物－疾病及药物－环境相互作用或禁忌；

7.药品的适宜贮存条件,过期药或废弃装置的处理；

8.患者对药物和疾病的认知,提高患者的依从性；

9.饮食、运动等健康生活方式指导；

10.患者如何做好用药记录和自我监测,以及如何及时联系到医师、药师。

对特殊人群,如老年人、儿童、妊娠期与哺乳期妇女、肝肾功能不全者、多重用药患者以及认知、听力或视力受损的患者等,应当根据其病理、生理特点及药物代谢动力学、药效学等情况,制定个体化的用药教育方案,保障患者用药安全、有效。

(三)工作步骤。

1.住院患者用药教育步骤:

①向患者自我介绍,说明此次教育的目的和预计时间；

②收集患者疾病史、用药史、文化程度等信息,根据初步掌握情况,确定用药教育的方式,充分考虑患者的特殊情况,如视力障碍、听力障碍、语言不通等；

③评估患者对自身健康问题和用药情况的了解及期望、能正确使用药物的能力以及对治疗的依从性；

④通过询问,了解患者对用药目的、药物服用方法、剂量、疗程、用药注

意事项、常见不良反应等的掌握程度,制定个体化用药教育方案;

⑤结合患者实际情况,采取口头、书面材料、实物演示等方式进行用药教育,使患者充分了解药物治疗的重要性和药品的正确使用方法;

⑥用药教育结束前,通过询问患者或请其复述等方式,确认患者对药物使用知识的掌握程度;掌握情况欠佳的,应当再次进行用药教育;

⑦如实填写用药教育记录。

2.非住院患者的用药教育步骤,可参考"住院患者用药教育步骤",并根据服务场所、患者实际情况等进行适当简化。

(四)信息记录。医疗机构应当建立用药教育记录并可追溯,记录书写应当客观、规范、及时。用药教育记录内容应包含:1.患者基本信息及药物治疗相关信息;2.用药教育的药品信息;3.主要的用药教育内容;4.患者对用药教育的结果是否理解并接受;5.药师签名并标注用药教育的时间。

三、质量管理与评价改进

(一)质量管理。医疗机构应当持续加强药师专业技能培训,提高药师专业服务能力,保障用药教育服务质量。

(二)评价改进。医疗机构应当定期总结本机构用药教育服务的开展情况,收集患者、医务人员对用药教育的意见建议,分析工作成效和存在的问题,评价工作效果。制定针对性改进措施并督促落实,促进用药教育服务的持续改进。

医疗机构药学监护服务规范

为规范医疗机构药学监护服务,保障药学监护服务质量,根据《中华人民共和国药品管理法》《医疗机构管理条例》《处方管理办法》《医疗机构药事管理规定》等有关法律法规、规章制度,制定本规范。本规范适用于提供住院医疗服务的各级各类医疗机构。

药学监护是指药师应用药学专业知识为住院患者提供直接的、与药物使用相关的药学服务,以提高药物治疗的安全性、有效性与经济性。

一、基本要求

(一)组织管理。药学监护服务应当由药学部门负责实施并管理。医疗机构应当建立适合本机构的药学监护服务工作制度等。

（二）人员要求。医疗机构从事药学监护服务的药师应符合以下条件之一：

1.符合本机构相应要求的从事临床药学工作的药师；

2.具有临床药学工作经验的副主任药师及以上专业技术职务任职资格的药师。

（三）软硬件设备。医疗机构应配备合适的工作场所和软硬件设施条件。软件设施包括查看医嘱和病历的医疗信息系统及相应权限、检索药学信息软件等。

二、服务管理

（一）服务对象。药学监护的服务对象为住院患者，重点服务下列患者和疾病情况：

1.病理生理状态：存在脏器功能损害、儿童、老年人、存在合并症的患者、妊娠及哺乳期患者；

2.疾病特点：重症感染、高血压危象、急性心衰、急性心肌梗死、哮喘持续状态、癫痫持续状态、甲状腺危象、酮症酸中毒、凝血功能障碍、出现临床检验危急值的患者、慢性心力衰竭、慢性阻塞性肺疾病、药物中毒患者等，既往有药物过敏史、上消化道出血史或癫痫史等；

3.用药情况：应用治疗窗窄的药物、抗感染药物、抗肿瘤药物、免疫抑制剂、血液制品等，接受溶栓治疗，有基础病的患者围手术期用药，血药浓度监测值异常，出现严重药品不良反应，联合应用有明确相互作用的药物，联合用药 5 种及以上，接受静脉泵入给药、鼻饲或首次接受特殊剂型药物治疗；

4.特殊治疗情况：接受血液透析、血液滤过、血浆置换、体外膜肺氧合的患者。

（二）工作内容。住院患者药学监护服务应贯穿于患者药物治疗的全过程，从确认患者为监护对象开始，至治疗目标完成、转科或出院为止。如患者有转科，再次转回病区后，应重新评估是否将其列为药学监护对象。

对患者开展药学监护服务的要点如下：

1. 用药方案合理性的评估：包括药物的适应证、禁忌证、用法用量、配伍禁忌、相互作用、用药疗程等；针对不合理的药物治疗方案，药师应给出专业性的调整意见并及时将具体建议、参考依据向医师/护士反馈。对于共性问题，药学部门应定期与临床科室进行沟通纠正，记录沟通过程和改正效果；

2. 用药方案疗效监护：判断药物治疗的效果，若疗效不佳或无效，药师应协助医师分析原因并讨论重新调整药物治疗方案；

3. 药品不良反应监护：对可能发生的药品不良反应进行预防和监测，及时发现、判断并予以处置；

4. 药物治疗过程监护：关注用药方案的正确实施，包括输液治疗的安全性监护和首次使用特殊剂型药物的用药指导；

5. 患者依从性监护：对患者执行治疗方案的情况进行监护；

6. 药师应对药物基因检测、治疗药物监测等结果进行解读，并根据结果实施药学监护。

（三）文书要求。药师应当书写药学监护记录表。新入院患者药学监护记录可参考附表 1；在院患者药学监护记录可参考附表 2。可根据药学监护对象的疾病特征、用药情况和其他个体化需求设计表格并准备相应资料。

三、质量管理与评价改进

（一）质量管理。医疗机构应组织人员定期对药学监护服务进行质量控制管理，关注药学监护的内容及过程是否恰当，确保医疗质量和医疗安全。

（二）评价改进。医疗机构药学部门应对药学监护服务进行持续改进，定期总结相关工作，不断提高服务质量。

居家药学服务规范

为规范居家药学服务，保障居家患者合理用药需求，根据《中华人民共和国药品管理法》《医疗机构管理条例》《处方管理办法》《医疗机构药事管理规定》等法律法规、规章制度,制定本规范。本规范适用于基层医疗卫生机构,其他医疗机构参照执行。

居家药学服务是指药师为居家药物治疗患者上门提供普及健康知识,开展用药评估和用药教育,指导贮存和使用药品,进行家庭药箱管理,提高患者用药依从性等个体化、全程、连续的药学服务。

一、基本要求

(一)组织管理。居家药学服务宜纳入本机构家庭医生签约服务管理,并在家庭医生签约服务协议中明确药学服务内容,由药学部门负责实施。

(二)人员要求。基层医疗卫生机构从事居家药学服务的药师应当纳入家庭医生签约团队管理,具有药师及以上专业技术职务任职资格,并具有 2 年及以上药学服务工作经验。

(三)软硬件设备。基层医疗卫生机构应当为开展居家药学服务工作配备必要的软硬件设备,如:服务设备、药学信息软件、参考书籍、防护用品等。此外,可依据药学服务需求配备分药盒、药物教具等。

基层医疗卫生机构应当利用信息化手段对居家药学服务开展提供支撑,建立居家患者用药档案,记录、归纳药物治疗相关问题,保证全程可追溯。

二、服务管理

(一)服务对象。居家药学服务的对象应当为与家庭医生团队签约的居家患者,包括慢性病患者、反复就诊患者、合并用药种类多的患者、特殊人群患者等。

(二)工作内容。服务内容至少包括以下方面:

1.评估居家患者药物治疗需求:评估依据包括患者性别、年龄、患病种数、身体状况(包括体重指数、意识情况及是否具备完整吞咽药物的能力)、过敏史、药品不良反应史、全年就诊次数、药物使用种类数、用药依从情况、使用的药品中是否含有需使用特殊给药途径的药品和/或高警示药品、最近是否有较大用药调整、家中是否余药较多并存在过期用药风险等。药师应当依据评估结果,与居家患者共同制定药学服务计划。

2.用药清单的整理和制作：对于反复就诊患者，以及用药种数多的患者，药师可协助整理和制作用药清单。

3.用药咨询：居家患者对所用药物有疑问时，药师宜提供用药咨询服务。

4.用药教育：药师应当了解居家患者的用药依从性，进行药物的使用目的、用法用量、注意事项等教育。可参见《医疗机构用药教育服务规范》。

5.整理家庭药箱：药师可指导有需要的居家患者清理家庭药箱，关注家中药品的有效期、性状和储存条件等，对居家患者进行药品整理、分类存放、过期或变质药品清理提供服务指导等。

6.药品不良反应筛查：药师对居家患者所用药品的常见不良反应进行询问和筛查。

7.药物相互作用筛查：药师通过对居家患者所用药品的整理，判断是否存在药物相互作用。

8.用药方案调整建议：若访视中发现居家患者存在药物治疗问题，药师应及时与家庭医生沟通，由家庭医生确定是否需要调整药物治疗方案。

（三）信息记录。药师应当对主要服务内容进行记录、填写访视表；涉及用药方案调整的，最终用药方案由家庭医生确认并签字，具体可参考附表。若药师对居家患者进行了用药清单的整理和制作，应当将整理后的用药清单原件或副本提供给患者参照执行。

（四）礼仪礼节。上门服务应提前预约，尊重患者的风俗习惯。

三、质量管理与评价改进

（一）质量管理。居家药学服务应当严格按照国家相关法律法规以及标准规范等，依法依规开展。基层医疗卫生机构应当将居家药学服务纳入本机构医疗质量管理与控制体系，严格其质量管理，确保医疗质量和医疗安全。

（二）评价改进。基层医疗卫生机构应当及时总结评估居家药学服务的开展情况，针对发现的问题提出解决措施，并跟踪实施和持续改进。

38. 国家卫生健康委办公厅关于印发新型抗肿瘤药物临床应用指导原则(2021 年版)的通知

发文单位:国家卫生健康委办公厅

发布时间:2021-12-20

涉及条款:

六、重视药物相关性不良反应

抗肿瘤药物的相关性毒副作用发生率较高,也容易产生罕见的毒副作用,因此抗肿瘤药物不良反应报告尤为重要。医疗机构应当建立药品不良反应、药品损害事件监测报告制度,并按照国家有关规定向相关部门报告。医疗机构应当将抗肿瘤药物不良反应报告纳入医疗质量考核体系,定期分析和报告抗肿瘤药物不良反应的动态和趋势。临床医师和临床药师应当密切随访患者的用药相关毒性,并及时上报不良反应,尤其是严重的和新发现的不良反应。

39. 关于进一步加强用药安全管理提升合理用药水平的通知

发文单位:国家卫生健康委,国家中医药管理局

发布时间:2022-07-27

涉及条款:

一、降低用药错误风险,提高用药安全水平

(一)强化用药安全制度落实。医疗机构要健全并落实用药安全相关制度,提高医药护技等人员防范用药错误的意识和能力,实施处方开具、调配、给药、用药的全流程管理。医师要根据患者病情开具正确、规范、适宜的处方;药师认真履行处方审核职责,所有处方和用药医嘱经审核合格后调配发放;执行用药医嘱的护士等医务人员要认真进行核对,严格执行"三查七对",确保给药的时间、途径、剂量等准确无误。鼓励医疗机构运用信息化手段,对临床用药全过程进行智能化审核与管理。

(二)加强重点药品使用管理。医疗机构要建立高警示药品、易混淆药

品管理制度,对本机构内高警示药品及多个规格、看似、听似的易混淆药品,分别存放并设置警示标识。加强对各科室部门和医务人员的培训,使其能够准确识别;在药品调配交接以及发放使用时,医务人员要互相提醒,向患者做好用药教育,注意防范误选误用。同时,加强重点监控合理用药药品、抗微生物药物、抗肿瘤药物、质子泵抑制剂、糖皮质激素、毒麻精放药品、中药注射剂等的使用管理。通过血药浓度监测、基因检测等,识别用药风险,制定个体化用药方案,优化药物品种选择,精准确定用药剂量。

(三)保障重点人群用药安全。医疗机构要针对老年人、儿童、孕产妇等特殊人群,强化用药安全管理。建立老年患者用药管理制度,针对不同风险水平的老年患者采取分级管理措施,加强用药交代和提醒,避免用错药。遴选儿童用药(仅限于药品说明书中有明确儿童适应证和儿童用法用量的药品)时,可不受"一品两规"和药品总品种数限制,增加用药范围,促进精准用药。针对孕产妇特点,要强化合理用药各环节管理,重点关注孕产妇禁用慎用药,努力实现"最小有效剂量、最短有效疗程、最小毒副作用",最大限度减少对孕产妇和胎儿的影响。

二、加强监测报告和分析,积极应对药品不良反应

(四)做好药品不良反应监测报告。医疗机构要按照规定做好药品不良反应的监测报告,主动收集药品不良反应,按照"可疑就报"的原则,及时向有关部门报告相应信息,提高报告的数量和质量。建立并保存药品不良反应报告及监测档案,对不良反应多、安全隐患突出的药品要及时依法依规清退出本机构用药供应目录。

(五)强化监测结果分析及处置。医疗机构要认真统计分析药品不良反应报告和监测资料,提出针对性改进目标,采取有效措施减少和防止药品不良反应的重复发生。医疗机构发现药品严重不良反应后,在按规定上报的同时,应立即暂停使用并积极救治患者。药学部门立即进行药品追溯和质量评估,调查原因,做好观察与记录;经评估后确定是否继续使用或更换药品。

(六)及时研判用药风险并反馈临床。医疗机构要密切关注国家有关

部门、行业学协会、权威学术期刊等发布的药品不良反应监测信息,通过收集分析本机构之外更大范围的监测数据,尤其是新的、严重的药品不良反应,以评估药品安全性。将分析评估情况及时反馈至临床,充分发挥警示提醒作用,形成不良反应报告源于临床、服务于临床的良性循环。

三、加强用药安全监管,促进合理用药水平提高

(七)落实医疗机构主体责任。医疗机构要加强对医师执业行为规范性的监督管理,确保其按照国家处方集、临床诊疗指南、药物临床应用指导原则和临床路径等,合理开具处方。医疗机构要定期组织专业技术人员对处方医嘱按照一定比例实施点评,认真分析点评中存在的问题,查找具体原因,提出质量改进建议,研究制定有针对性的改进措施,逐一落实,并将点评结果纳入相关科室及其工作人员绩效考核和年度考核指标。大力开展临床药师培训,为临床药师参加培训积极提供条件,保障相应待遇。

(八)建立完善奖惩机制。各级卫生健康行政部门(含中医药主管部门)要根据临床用药相关规范、指南、标准等的调整和更新,及时做好医师定期考核相关工作。将用药安全内容纳入推进公立医院高质量发展评价指标,提高公立医院绩效考核中合理用药相关指标权重。充分运用合理用药考核、质控目标管理、处方合理性抽查等工作的评价结果,将其作为医疗机构和医务人员绩效考核、评优评先等工作的重要参考。对存在问题的医疗机构,应当依法严肃处理;对负有领导责任和直接责任的人员,依法给予处分;对表现突出的医疗机构和人员要予以表扬和鼓励。

(九)持续做好组织实施。各地要进一步提高思想认识,始终把医疗机构合理用药工作摆在突出位置予以推进,坚守用药安全底线。对民营医院、个体诊所等非公立医疗机构要一视同仁,加强业务指导和行业监管。要充分发挥合理用药或药事质量控制专业组织作用,强化专业技术支持。国家卫生健康委和国家中医药局将组织加强对各地工作情况的推动和定期通报,对工作或管理不力的地区,采取约谈等方式,督促及时整改并跟踪复查。

40. 国家卫生健康委关于印发《三级医院评审标准(2022 年版)》及其实施细则的通知

发文单位:国家卫生健康委

发布时间:2022-12-15

涉及条款:

七、药事管理与临床药学服务质量保障与持续改进

(一百一十)医院药事管理工作和药学部门设置以及人员配备符合国家相关法律、法规及规章制度的要求;建立与完善医院药事管理组织,完善药事管理与临床药学服务各项规章制度并组织实施。

(一百一十一)加强药品管理,规范药品遴选、采购、储存、调剂,建立全流程监测系统,保障药品质量和供应。静脉药物调配中心和调配工作符合有关规定。

(一百一十二)实施临床药师制,积极参与临床药物治疗,促进合理用药,拓展药学服务范围。加强临床药师队伍建设和培训,提高临床药学服务能力和水平。

(一百一十三)按照有关法律法规、部门规章及临床用药指南和标准,加强抗菌药物、麻醉药品和精神药品、毒性药品、放射性药品、抗肿瘤药物、激素类药物、重点监控药物、基本药物、中药注射剂临床应用规范化管理。

(一百一十四)依照《处方管理办法》等有关规定,规范开展处方审核和处方点评,并持续改进。

(一百一十五)建立药物监测和警戒制度,观察用药过程,监测用药效果,按规定报告药物不良反应并反馈临床,不良反应情况应记入病历。

41. 国家卫生健康委办公厅关于印发新型抗肿瘤药物临床应用指导原则(2022 年版)的通知

发文单位:国家卫生健康委办公厅

发布时间:2022-12-30

涉及条款：

六、重视药物相关性不良反应

抗肿瘤药物的相关性毒副作用发生率较高,也容易产生罕见的毒副作用,因此抗肿瘤药物不良反应报告尤为重要。医疗机构应当建立药品不良反应、药品损害事件监测报告制度,并按照国家有关规定向相关部门报告。医疗机构应当将抗肿瘤药物不良反应,尤其是新型抗肿瘤药物不良反应报告纳入医疗质量考核体系,定期分析和报告新型抗肿瘤药物不良反应的动态和趋势。临床医师、护理人员和临床药师应当密切随访患者的用药相关毒性,并及时上报不良反应,尤其是严重的和新发现的不良反应。